Dr. Florian Sturm

PORSCHE, POMMES, PROSTATA

Gesundheitsvorsorge für den unverwundbaren Mann
(und alle anderen)

GOLDMANN

Buch

Männer sind notorisch schlecht darin, sich um ihre Gesundheit zu kümmern. Insbesondere die Vorsorge liegt ihnen gar nicht. Doch auch wer keine Lust auf Joggen, grünen Tee und Goji-Beeren hat, kann sein gesundheitliches Schicksal in die Hand nehmen. Und zwar, indem er eine Handvoll überraschend unkomplizierter Möglichkeiten zur Früherkennung nutzt. Diese simplen, aber effektiven Tests enttarnen viele fiese, stille Krankheiten noch weit bevor Hopfen und Malz verloren sind. Von Bluthochdruck bis Hautkrebs, von Aneurysma bis Herzinfarkt, von Diabetes bis Prostatakrebs – Vorsorge ist einfach und lohnt sich!

Autor

Dr. med. Dr. phil. Florian Sturm ist praktizierender Arzt und promovierter Philosoph. Er hat in Oxford, Berlin, Boston, Hagen und Daressalam studiert, geforscht und gearbeitet. Er ist verheiratet und Vater zweier Töchter. Nach langjähriger Tätigkeit in Berlin führt er seit 2021 eine Praxis für Allgemeinmedizin am Bodensee.

DR. MED. FLORIAN STURM

PORSCHE, POMMES, PROSTATA

GESUNDHEITSVORSORGE
für den unverwundbaren
Mann (und alle anderen)

Die
TOP 8
der **FRÜH-
ERKENNUNG**

GOLDMANN

Alle Ratschläge in diesem Buch wurden vom Autor und vom Verlag sorgfältig erwogen und geprüft. Eine Garantie kann dennoch nicht übernommen werden. Eine Haftung des Autors beziehungsweise des Verlags und seiner Beauftragten für Personen-, Sach- und Vermögensschäden ist daher ausgeschlossen.

Sollte diese Publikation Links auf Webseiten Dritter enthalten, so übernehmen wir für deren Inhalte keine Haftung, da wir uns diese nicht zu eigen machen, sondern lediglich auf deren Stand zum Zeitpunkt der Erstveröffentlichung verweisen.

MIX
Papier aus verantwortungsvollen Quellen
FSC® C014496
FSC www.fsc.org

Penguin Random House Verlagsgruppe FSC® N001967

1. Auflage
Originalausgabe Juli 2022

Umschlag: Uno Werbeagentur, München
Umschlagmotiv: Typo, Illu, Rahmen: FinePic®, München
Autorenfoto: © Sophie Sturm
Redaktion: Angelika Lieke
Layout und Satz: Uhl + Massopust, Aalen
Druck und Bindung: GGP Media GmbH, Pößneck
Printed in Germany
CH · IH
ISBN 978-3-442-17937-4

Für meine Eltern,
die Unverwundbaren

INHALT

WAS SOLL DAS ALLES?

Einleitung

Hand aufs Herz: Sie haben sich dieses Buch nicht selbst gekauft. Es wurde Ihnen untergemogelt. Bemüht beiläufig. Bestimmt von Ihrer Frau. Oder Ihrer Freundin. Vielleicht von Ihrem Lover. Jedenfalls, das müssen wir festhalten, haben Sie das Buch von jemandem bekommen, dem Sie ganz offensichtlich am Herzen liegen. Und das ist doch schon mal eine großartige Nachricht. Ärgern Sie sich also nicht, freuen Sie sich lieber, dass es jemanden gibt, der Sie schätzt und bewahren möchte. Und zwar am liebsten in Ihrem gegenwärtigen, wahrscheinlich noch recht intakten Funktionszustand.

Und lassen Sie uns gleich reinen Tisch machen: Dass Sie sich mein Buch selbst nicht gekauft hätten, nehme ich Ihnen nicht übel. Wirklich nicht. Immerhin lesen Sie es ja jetzt. Und im Grunde genommen ist dieses Buch sowieso nichts anderes

als ein offener Brief an genau Sie, Ihre Skepsis. Ich war selbst lange (und gern) Skeptiker, was das Vorsorgen anbelangt. Ich fand den Zusammenhang zwischen dem Hier und Jetzt einerseits und dem Vielleicht-irgendwann-später andererseits einfach nicht plausibel. Und selbst insofern er mir plausibel schien, fand ich das dauernde Daraufhingeweise total spielverderberhaft. Kurz: Vorsorge war was für Waschlappen.
Irgendwann trat dann ein Mann in mein Leben, der mich vom Gegenteil überzeugt hat. Er war Zahnarzt. Und ich war zehn. Zahnärzte sind ja so etwas wie die Endgegner unter den Spielverderbern. Meiner hat mein Weltbild damals ordentlich zurechtgebohrt. In fünf Sitzungen, verteilt über fünf Wochen. Ich hatte also viel, viel, viel Zeit nachzudenken. Nun, ich kann berichten: Der Zusammenhang zwischen dem Hier und Jetzt und dem Vielleicht-irgendwann-später leuchtet mir inzwischen ein.
In diesem Buch möchte nun ich Sie davon überzeugen, dass Vorsorgen wichtig und richtig ist – allerdings vorzugsweise, ohne Ihnen dabei stundenlang durchs Gebiss zu ackern. Ich möchte Ihnen außerdem ein Geheimnis anvertrauen: Vorsorge ist eigentlich ziemlich einfach. Vor allem eine bestimmte Art der Vorsorge. Doch davon gleich mehr.
Zuvor aber eine kleine Hitliste an Dingen, um die es in diesem Buch *nicht* gehen wird: Salat, Joggen, Yogamatten, frische Luft, stilles Wasser, grünen Tee, Goji-Beeren, Chia-Samen und frühe Vögel, die Würmer fangen. Ich habe selbst nichts gegen all diese Dinge. Viele esse ich persönlich sogar gerne. Aber all das ist schlicht nicht Thema dieses Buches. Und das ganz bewusst und mit voller Absicht. Warum?

Nun, erstens beschäftigen sich mit diesen Themen bereits zahllose andere Bücher, sogar ganze Regalwände voller Bücher. Es wäre also weitaus schwieriger, Sie davon zu überzeugen, genau meines zu lesen. Für einen im Grunde seines Herzens faulen Menschen wie mich (ich nenne es immer: ergebnisorientiert) daher eine klare Sache.
Zweitens sind mir viele dieser Bücher irgendwie unsympathisch: Sie haben so etwas nervig Missionarisches. Und sie tun oft so, als bestehe das Leben nur aus einem: der Gesundheit. Meiner Erfahrung nach besteht es aber aus vielem. Selbst wenn die Gesundheit futsch ist, gibt es immer noch vieles, was glücken kann und glücklich macht. Andersherum bedeutet auch absolute Gesundheit nicht automatisch absolutes Glück. Surprise, Surprise. Nein, wirklich, im Gegenteil: Gerade viele kerngesunde Menschen sind meiner Erfahrung nach nicht mal mittelglücklich. Es gibt also einfach keine simple Lebensformel, die Gesundsein und Glücklichsein zauberhaft miteinander verbinden würde. Aber genau so eine Zauberformel versprechen viele Ratgeber. In Wahrheit ist es aber komplizierter. Und das ist vermutlich gut so. Zumindest ist es wesentlich interessanter.
Drittens: Die wirklich großen, gut belegten Tipps, Tricks und Themen – also zum Beispiel: regelmäßig Sport machen, gesundes Essen essen, Kilos runter, Arsch hoch und so weiter – sind den allermeisten Menschen in der Tiefe ihres Herzens klar. Und zwar kloßbrühenklar. Auch den allermeisten Männern. Kristallweizenklar. Zumindest dem Prinzip nach. Will heißen: Sie wüssten erst mal grob, was zu tun ist, wenn sie es nur wollten oder schafften. Ich sage Ihnen in diesem

Buch deshalb bestimmt nicht, dass Sie weniger rauchen, trinken und sofahocken sollten. Denn ich kenne keinen Raucher, Trinker oder Sofahocker, der das nicht wüsste. Es handelt sich hier einfach nicht um Wissenslücken, sondern allenfalls um *Willens*lücken, meist sogar um einen ganzen hochkomplexen Schweizer Käse verschiedenartiger Lücken und Löcher. Jedenfalls: Es gibt hier überhaupt keinen Bedarf für ein Aufklärungsbuch. Nicht auf dem Einsteigerlevel. Es gibt schlichtweg keine echte Lücke, die noch gefüllt werden müsste. Was aber immer noch fehlt, ist eine *andere* Art von Aufklärungsbuch. Und zwar ein Buch, das Ihnen die einfachen Vorsorge-Checks bei Ihrer Ärztin oder Ihrem Arzt so knackig und frisch verkauft, wie sie es verdient haben. *Das* ist die Lücke. Und so bin ich hier gelandet. Und Sie nun offensichtlich auch.

Das, worum es in diesem Buch geht, kann man übrigens in einem Wort zusammenfassen. Es geht um (Halten Sie sich fest!) Sekundärprävention. – Wie bitte? Seku-was? – Ja, Sekundärprävention. Ich gebe zu: Das ist nicht gerade das sexiest Wort alive. Und sicherlich poltern Ihnen nun zahllose Fragen durchs Gehirn. Ich schnapp mir mal die wichtigste: Was in aller Welt *ist* Sekundärprävention? Ganz einfach: Stellen Sie sich einen Porsche vor, einen feinen 911er, von mir aus einen Turbo. Und stellen Sie sich ihn in genau der Farbe und dem Baujahr Ihrer Wahl vor, sodass sich Ihr abgehärtetes Männerherz sperrangelweit öffnet. Dieser Porsche schnurrt und surrt nun sein liebes langes Autoleben über die Straßen und Alleen dieser Welt. Ohne Ruckeln, ohne Zucken, ohne auch nur einen Hauch von Altersschwäche zu zeigen. Aber eines Tages bleibt er liegen. Einfach so. Vielleicht ist der

Motor dahin, vielleicht das Getriebe, vielleicht die Elektronik. Sekundärprävention heißt nun: Man *wartet* nicht einfach auf diesen Tag. Man fährt den Elfer ab und an zur Inspektion, zur Wartung, zum TÜV. Und wenn dabei was auffällt, dann *kümmert* man sich drum. Und ja, lieber Leser, ganz recht: Sie sind in diesem Gleichnis der Porsche. Gern geschehen.

Häufig bezeichnet man Sekundärprävention, oder zumindest einen Teil davon, auch als Früherkennung. Das klingt nach Warnsystem, Alarm, Katastrophe, Tsunami etc. Und tatsächlich ist es das gleiche Prinzip: etwas entdecken, bevor es einen mit voller Wucht trifft. Und wie beim Motorschaden, so gibt es manchmal auch beim Tsunami, wenn man so an Land steht und verträumt den Stillen Ozean betrachtet, keinen echten Hinweis, was einem bevorsteht. Da rauschen die Blätter vielleicht etwas mehr als sonst, da wogt die See etwas aufgeregter, da kreischen die Möwen einen Ticken hysterischer. Und – zack! – ist alles nass, kaputt und Ende Gelände. (In diesem Beispiel sind Sie übrigens nicht der Tsunami, sondern das Ende-Gelände.)

In Summe ist die Menschheit dann irgendwann auf die ausgesprochen attraktive Idee gekommen, nach Schlimmem Ausschau zu halten, bevor es da ist oder zumindest bevor es *richtig* schlimm wird. Ich habe das jetzt nicht im Detail nachrecherchiert (siehe oben: ergebnisorientiert), aber es war bestimmt so, dass unsere Jäger-und-Sammler-Vorfahren irgendwann einfach keinen Bock mehr darauf hatten, dass ihnen dauernd der Porsche liegen blieb – und sie das Mammut dann von Hand nach Hause schleifen mussten. Mir würde der aufrechte Gang da auch schwerfallen! Wenn dann noch ein Tsunami vorbeischwappte und die S-Bahn ausfiel, waren sie echt bedient. So saßen sie also am Ende des Tages nass und fluchend zu Hause. Im Lendenschurz. Vor der Tagesschau. Und die Idee, die ihnen in genau einem dieser Momente gekommen sein muss, also die ausgesprochen attraktive Idee des Ausschauhaltens, die trägt nun leider den ausgesprochen unattraktiven Namen ›Sekundärprävention‹: checken, um zu entdecken.

Schön und gut, sagen Sie, aber »Sekundärprävention« klingt irgendwie, ähem, sekundär. »Primär« hätte was Hochwertigeres. So einen Touch von erster Reihe und Privatpatient und so. Da haben Sie auch komplett recht. Denn Primärprävention heißt: dafür sorgen, dass Schlimmes gar nicht erst auftritt. Wenn das klappt, muss man nicht mehr danach Ausschau halten. Sprich: Kein Mensch braucht dann noch Sekundärprävention. Natürlich nicht. Hier jedoch eine kleine Hitliste der Dinge, die Primärprävention sind (oder zumindest so verkauft werden): Salat, Joggen, Yogamatten, frische Luft, stilles Wasser, grüner Tee, Goji-Beeren, Chia-Samen und vielleicht sogar frühe Vögel, die Würmer fangen. Sprich: Primärprävention macht oft keinen Spaß; sie kann echt anstrengend sein. Das ist ihr erstes Minus. Holen wir noch mal den 911er aus der Garage: Primärprävention hieße, dass man schonend fährt, die Kupplung nicht schleifen lässt, Kaltstarts vermeidet, Kurzstrecken auch – und dass man ab und an ordentlich durchlüftet. Kurz: eben alles, was dafür sorgt, dass ein Schaden gar nicht erst entsteht. Ich finde, dafür muss man sich keinen Porsche kaufen. Schonend fahren kann man auch eine Ente durchs Badewasser.

Auch beim Tsunami hieße Primärprävention, das Ding gar nicht erst aufkommen zu lassen. Und da horchen Sie zu Recht auf: Entstehen Tsunamis nicht durch monströse Erdbeben unter dem Meeresgrund? Durch Vulkanausbrüche? Oder hier und da mal durch einen Meteoriteneinschlag? Genau! Es wäre also richtig schwer, einen Tsunami zu verhindern, so als Privatperson. Und zwar richtig, richtig schwer. Nun, so ist es mit dem bunten Strauß an Krankheiten, die uns als Menschen heimsuchen können, auch: Manche kann man ganz hervorragend verhindern, wenn man sich Mühe gibt (Prinzip Porsche), andere selbst dann nicht, wenn man sich noch so sehr ins Zeug legt (Prinzip Tsunami). Primärprävention *kann* also überhaupt nicht alles verhindern. Das ist ihr zweites Minus. Und wenn Ihnen doch jemand was anderes erzählt: Bullshit. Keine Vitaminkapsel, kein Kräutlein, keine Zauberformel ist ein Alles-Verhinderer. Vieles hilft gegen vieles. Aber nichts hilft gegen alles. Und gegen manches hilft eben gar nichts.

Für Primärprävention ist es bei manchen Krankheiten also einfach zu spät. Und bei einigen ist es wie bei Gegentoren von Maradona und Messi: Sie sind schlicht unverhinderbar. Deshalb ist Primärprävention als *Einzel*strategie in jedem Fall zu wenig. Auch wenn man darin noch so gut ist. Und mit einer Entweder-oder-Situation haben wir es hier sowieso nicht zu tun. Es ist nicht wie mit der Atomkraft: Man ist nicht entweder dafür oder dagegen. Sie dürfen gerne *beides* machen, Primär- und Sekundärprävention. Sie sollen es sogar. Bestenfalls. Viele Männer machen aber lieber *gar nichts* als *nicht alles*. Das ist die Kopf-in-den-Sand-Strategie. In diesem Buch schlage ich Ihnen eine pragmatische Alternative vor: Nehmen Sie den Kopf aus dem Sand und fangen Sie doch einfach mal mit der Sekundärprävention an, und zwar den Früherkennungsuntersuchungen, auch genannt Vorsorgen. Die sind einfach und effektiv. Punkt.

Wenn Sie hingegen zu der Sorte Mann gehören, die schon jetzt jede Menge Primärprävention macht, dann ganz klar: Daumen hoch. Weitermachen. Und vor allem: *richtig* machen. Goji-Beeren und Chia-Samen haben noch keinen Krieg gewonnen. Arsch hoch, Kilos runter, Rauchen aufhören schon. Setzen Sie Ihren Fokus also richtig. Lassen Sie sich von den Regalwänden voller Hokuspokusliteratur nicht verwirren. Und lassen Sie sich auch nicht abschrecken. Springen Sie einfach durch. Wie Harry Potter durch die Mauer an Gleis 9 3/4. Falls Sie den Typ nicht kennen, kein Problem. Der Punkt ist: Die wahre Geschichte beginnt erst hinter der Wand.

Und noch eine Sorte Mann gibt es: den Ich-will's-lieber-garnicht-wissen-Mann. Ich finde, das ist eine legitime Haltung. Und wenn diese Haltung wirklich der Tiefe Ihres Herzens entspringt (nicht der Tiefe Ihrer Faulheit), dann okay: Klappen Sie mein Buch wieder zu. Es ist nichts für Sie.

Vielleicht liegt aber auch ein Missverständnis vor: Sie wollen nur von *den* Dingen nichts wissen, die Sie ohnehin nicht ändern können. Diese Haltung finde ich sogar noch viel legitimer. Es ist im Prinzip eine Art sympathischer Fatalismus. Jedenfalls: Wenn Sie zu dieser Sorte Mann gehören, dann klappen Sie mein Buch *nicht* zu. Denn ich erzähle Ihnen in den folgenden Kapiteln ausschließlich von Dingen, die Sie ändern *können*. Das Buch handelt nicht von vergeblicher Liebesmüh.

Und es ist kein Angstmacherbuch. Es handelt von Taten. Es ist ein Macherbuch.
Nicht alle lieben die Vorsorgen, um die es in diesem Buch geht. Nicht mal alle Ärzte. Warum nicht? Die Vorsorgen, sagen Kritiker, sind überhaupt keine Vorsorgen. Denn: Man sorgt nicht vor; man schaut nur nach. Und vom Nachschauen allein ist noch keiner gesünder geworden. So wie beim Kontostand: Auch wenn Sie ihn noch so oft checken, wird er davon nicht besser. Da haben die Kritiker komplett recht. Der korrekte Name lautet: Früherkennung, nicht Vorsorge. Und es ist eigentlich auch keine Kritik, es ist einfach nur eine Klarstellung. Also: Es sei hiermit klargestellt. Im Buch verwende ich trotzdem manchmal das ungenaue Wort »Vorsorge«. Ich denke, Sie sind smart genug, damit klarzukommen.
Punkt zwei: Früherkennung, sagen manche Kritiker, hilft nichts, sie schadet sogar. Früherkennung *macht* krank, sagen sie. Aber das ist Unsinn. Denn keiner wird *durch* Früherkennung krank. Oder wird Ihr Kontostand etwa vom Kontostand-Checken schlechter? Natürlich nicht. Was gemeint ist: Bei vielen Früherkennungen wird nach Indizien geforscht, von denen man weiß, dass sie Trouble bedeuten. Nicht jetzt – im Gegenteil: man fühlt sich meistens großartig –, aber eben irgendwann später. Hoher Blutdruck zum Beispiel. Oder schlechte Zuckerwerte. Oder Krebsvorstufen. Und die Früherkennung deckt diese Indizien auf. Das ist kein blöder Nebeneffekt der Früherkennung, das ist ihr Job.
Die Kritiker sagen wiederum: Das sind aber gar keine Krankheiten, die da aufgedeckt werden; das sind nur Grenzwertverletzungen. Und auch hier: Stimmt, es *sind* Grenzwertver-

letzungen. Und was dann? Was fangen wir mit diesem schicken Begriff an? Sie haben also nur Grenzwerte verletzt; Sie sind gar nicht krank. Alles bestens! Einmal freuen und nach Hause gehen, bitte! – Ich sage: Was für ein Quatsch! Was für ein gefährlicher Quatsch. Zu sagen, ein viel zu hoher Blutdruck, ein viel zu hoher Zucker sei doch nur eine Grenzwertverletzung – das ist in etwa so, als würde man sagen: »Mit 250 auf der Landstraße zu brettern, nachts, bei Glätte, ist doch noch kein Unfall!« Und das stimmt natürlich auch. Aber es ist eben trotzdem blanker Wahnsinn.

Es ist ganz einfach so: Früherkennungen – Achtung, jetzt genau hinhören! – decken auf, was für Sie *wahrscheinlich* zum Problem werden *wird*. Also nicht sicher, sondern wahrscheinlich. Und nicht jetzt, sondern später. Wenn Ihnen dieses Prinzip nicht gefällt, warum schauen Sie dann überhaupt auf Ihr Konto? Warum schauen Sie auf den Tacho, auf den Gefrierpunkt, auf die Straße? Weil Sie abschätzen wollen, ob's bald kracht. Dafür sind Früherkennungen da. Um genau das zu entdecken: ob es bald kracht. Falls die Kritiker einfach wollen, dass man das Entdeckte dann bitte nicht gleich Krankheit *nennen* möge: okay, meinetwegen. Aber am Ende ist ohnehin nur entscheidend, was man *macht*. Namen sind Schall und Rauch. Tut man nichts, ändert sich auch nichts. Egal, wie man das Nichts dann nennt.

Verstehen Sie mich bitte nicht falsch: Es stimmt, Früherkennungen führen manchmal zu Überdiagnostik und Übertherapie. Man wirft sich hinterher Pillen gegen Dinge ein, die sowieso nie größeren Schaden angerichtet hätten. Oder man nimmt eine OP auf sich – und wäre am Ende sowieso an was anderem gestorben. Und genauso stimmt, dass manche Früherkennungen tatsächlich nichts bringen. Sie sind in bester Absicht designt worden. Mit dem richtigen Ziel vor Augen. Aber sie erreichen das Ziel leider nicht - zumindest nach allem, was man dazu bisher an Daten gesammelt hat. Jedenfalls: Das alles, Gentlemen, unterschlage ich in diesem Buch nicht. Im Gegenteil: Ich werde Sie seitenweise mit Fakten und Zahlen zu all dem bewerfen, was man über die einzelnen Vorsorgen weiß, über ihre Effekte und Nebeneffekte, über ihren Nutzen und ihre Nutzlosigkeit, über ihre Konsequenzen und Folgen. Ich werden Ihnen alles liefern, was Sie für *Ihre* Entscheidung brauchen. Dann müssen Sie gar nicht mir glauben, sondern nur den Fakten. Ich will Ihnen hier auch nichts verkaufen; ich werde von keiner Lobby bezahlt. Am besten, Sie lesen einfach weiter. Dann sehen Sie rasch selbst: Vor Ihnen liegt überhaupt kein vorbehaltloses Pro-Früherkennungs-Buch. Vor Ihnen liegt ein vorbehaltloses Pro-gesunder-Mann-Buch.

Bevor es gleich losgeht, noch eine kurze Vorstellungsrunde. Damit Sie wissen, mit wem wir es zu tun haben. In jedem der folgenden acht Kapitel erkläre ich Ihnen eine Erkrankung bzw. einen Risikofaktor. (Was ein Risikofaktor genau ist, besprechen wir noch.) Es geht um diese acht: Bluthochdruck, Darmkrebs, Diabetes, Hodenkrebs, Aneurysmen, Hautkrebs, Cholesterin und Prostatakrebs. Nicht alle sind Männerkrankheiten. Aber alle gehen Männer was an. Warum das so ist, werde ich noch erklären. Und vor allem sage ich Ihnen, wie man sie enttarnt, die Erkrankungen. Nicht jede hat ihre eigene Vorsorge. Manche sind zusammengebündelt: Für Sie als Mann gibt es aktuell nur fünf relevante Früherkennungen. Aber jede kann mit einem Test, einer Untersuchung, einem einfachen Check entdeckt oder ausgeschlossen werden. Oft braucht es nur ein kurzes Messen oder einen Piks. Meistens sind es nur fünf Minuten. Fünf Minuten zwischen Einchecken und Auschecken im Sprechzimmer Ihres Vertrauens. Garantiert.

Warum genau diese acht? Sie werden schnell feststellen, dass sie alle bestimmte Charakteristika haben – obwohl sie erst mal komplett unterschiedlich daherkommen. Erstens sind sie ziemlich verbreitet. Im Fachjargon: Sie haben eine hohe Prävalenz oder eine hohe Lebenszeitinzidenz oder beides. Für Sie bedeutet das: Es ist gar nicht so unwahrscheinlich, dass Sie die Erkrankung haben (oder sie eines Tages bekommen werden). Dieses Buch ist also keine Kuriositätensammlung. Hier geht's ums Kerngeschäft.

Zweitens können die Krankheitsbilder recht viel Schaden anrichten, zumindest in voller Blüte und nach einiger Zeit. Im Fachjargon sind diese Schäden die sogenannten Komplikationen einer Krankheit. Für Sie, lieber Leser, bedeutet das: Es geht um was.

Drittens: Die Krankheitsbilder haben alle eine Frühphase, während der man die Erkrankung noch nicht spürt, abgesehen vielleicht von milden Allerweltssymptomen wie leichte Kopfschmerzen, Bauchschmerzen oder Husten. Im Fachjargon: Die Frühphase ist asymptomatisch (Sie merken nichts) oder unspezifisch (es könnte alles sein). Für Sie bedeutet das: Sie können von sich aus gar nicht *wissen*, ob Sie bereits an der Erkrankung leiden oder nicht.

Obwohl die Frühphase nicht oder nicht zuverlässig spürbar ist, sind die Krankheiten in diesem Stadium trotzdem schon identifizierbar. Und zwar über medizinische Tests. Das ist die vierte Gemeinsamkeit: Es gibt jeweils einfache, gute Diagnostik. Und jedes der acht Kapitel erklärt eben ein diagnostisches Werkzeug, einen Check. Diese Diagnostik kostet Sie keinen Cent, keinen großen Ehrgeiz und keinen Zacken aus der Krone.

Und fünftens und letztens: Alle acht Krankheitsbilder sind in diesen Frühphasen noch recht gut beeinflussbar, die meisten davon sind sogar komplett heilbar oder zumindest kontrollierbar. Das hatte ich Ihnen vorhin ja schon versprochen: Wir werden nur über Dinge reden, bei denen Sie auch was *tun* könnten, wenn man denn was fände. Und ich bleibe dabei.

Also: Bleiben auch Sie. Dieses Buch ist nicht besonders dick. Aber es ist vollgepackt mit Dingen, die sich lohnen. Vamos!

1

UNDER PRESSURE

Bluthochdruck

Mit Druck kennen Sie sich vermutlich bestens aus: Druck vom Chef, Druck vom Kunden, Druck vom Drucker. Alles steht unter Druck: Aktien, Märkte, Abwehrketten. Auch in Ihnen herrscht Druck. Vielleicht spüren Sie ihn, vielleicht nicht. Da ist er jedenfalls. Das wohlige Gefühl einer gelungenen Blasenentleerung zum Beispiel: Das hat mit Druck zu tun. Das befreite Durchatmen danach (»Ffff! Ah!«): Auch das hat mit Druck zu tun. Und, ganz genau: Auch das Plätschern, Rinnen und Davonspritzen verschiedenster Körpersäfte – hat mit Druck zu tun. Kurz: Druck is all around.

Eine besondere Art von Druck ist nun der Blutdruck. Und ja – Spoiler! –, jeder hat einen. Auch jeder Mann. Auch Sie. Was nicht jeder hat, ist Blut*hoch*druck. Denn mit Bluthochdruck ist es wie mit Neid: Den bekommt man nicht geschenkt, den muss man sich erarbeiten. Aber warum gibt es ihn überhaupt, den Blutdruck? Und was ist so übel an Blut*hoch*druck?

Was kann man dagegen tun? Und was dafür? Und wie *weiß* man, ob man mit seinem Blutdruck zu hoch, zu tief oder goldrichtig liegt? Um all diese Fragen geht's in diesem Kapitel. Einige sind viel einfacher zu beantworten als man denkt, manche schwieriger. Aber der Reihe nach.

Mit Ihrem Blut ist es wie mit einem faulen Angestellten: Es bewegt sich nur, weil es unter einem gewissen Druck steht. In der Firma wird dieser Druck im Wesentlichen durch den Chef erzeugt, im Körper ist das Herz der Chef. Es treibt das Blut immer wieder aufs Neue in den Kreislauf hinaus: push, push, push. In besonders aufregenden Situationen Ihres Lebens spüren Sie dieses Pushen sogar: poch, poch, poch. Bis zum Hals. Bergab, also wenn das Blut Richtung Beine fließt, bräuchte es eigentlich gar nicht allzu viel Druck. Denn da hilft ja die Schwerkraft. Im Grunde genommen fällt Ihr Blut da einfach Richtung Mutter Erde. Aber es muss ja auch zurück nach oben und bis in den Kopf. Wie in der Firma gilt also auch hier: Ganz ohne Druck geht's nicht.

Kennen Sie diese Knautschbälle, die manche benutzen, um Stress abzubauen? So wie Ihre Hand einen solchen Ball umfasst und ihn dann ordentlich zusammendrückt, um Druck abzubauen, so fasst Ihr Herz bei jedem Schlag eine Handvoll Blut und beginnt, es ordentlich zusammenzudrücken. Im Gegensatz zum Antistressball wird hier aber kein Druck ab-, sondern aufgebaut. Und durch ebendiesen allumfassenden Druck will das Blut in den Herzkammern schließlich nur noch eines: raus. Und zwar egal, wohin.

Die Evolution hat sich nun einen fabelhaften Mechanismus ausgedacht, dem Blut den richtigen Ausgang zu weisen: die

Herzklappen. Davon haben Sie einige, und alle sind von der Mechanik her etwas anders gebastelt. Im Wesentlichen gibt es jedoch Hintertüren und Vordertüren. Die Hintertüren sind so gebaut, dass sie, wenn im Herzen der Druck steigt, nichts mehr rauslassen. Sie funktionieren wie Segel, in die der Wind bläst. Daher heißen sie auch Segelklappen, wobei sie statt Wind das Blut auffangen, wenn es mal »falsch herum« fließen will.

Die Vordertüren hingegen, das sind die Aorten- und die Pulmonalklappe. Sie verhalten sich wie diese Drehkreuze am Ausgang von Bezahlklos: Wenn man von der Toilette zurückkommt, drückt man einfach energisch dagegen, dann lassen sie einen raus. So drückt auch das Blut, wenn es vom Herzmuskel Druck bekommt, gegen diese Klappen. Und schwups: Die Klappe gibt nach, das Blut ist frei und schwappt vom Herzen weg. Und so immer weiter: push, push, push – dreh, dreh, dreh – poch, poch, poch.

Übrigens gibt es, wie auch bei den Drehkreuzen (wenn man zu spät bemerkt, dass man was auf der Toilette vergessen hat), keinen Weg zurück: Die Klappen sperren dann ab, indem sie das Blut, falls es quasi rückwärts fließen will, wie mit Einkaufstaschen auffangen. Daher nennt man die Aorten- und die Pulmonalklappe auch Taschenklappen. Diese Taschenfunktion ist vor allem dann wichtig, wenn das Herz gerade nicht pusht, also in den kurzen Momenten, wenn sich der Stressball wieder lockert und ausdehnt. In diesen Augenblicken herrscht im Herzen – relativ gesprochen – ein Unterdruck, und das Blut will entgegen der eigentlichen Richtung des Kreislaufs zurück ins Herz sacken. Und genau das verhindern dann die Taschenklappen sehr effektiv.

Der Herzmuskel knautscht sich nun mit so großer Regelmäßigkeit und Beharrlichkeit zusammen, dass aus dem Schwapp-schwapp-schwapp irgendwann ein kontinuierlicher Fluss wird. Außerdem hat sich der Körper noch ein paar andere Tricks einfallen lassen, um hier für mehr Flow zu sorgen. Für die Details haben wir keine Zeit, aber Sie können ja mal »Windkesseleffekt« googeln (oder brockhausen). Wichtig für uns ist zusammenfassend nur: Der Herzmuskel baut mit jeder Kontraktion Druck auf eine Portion Blut auf, und die Herzklappen weisen dieser Portion Blut dann die richtige Richtung. Portion für Portion entsteht so ein kontinuierlicher Blutfluss, der mit einem gewissen Druck durch den Körper strömt. Und dieser Druck (Ta-taa!) ist Ihr Blutdruck.

Vielleicht recken nun schon einige Erste-Reihe-Sitzer ungeduldig den Zeigefinger in die Höhe. Und ja, Sie haben ganz recht: *Den* Blutdruck gibt es ja gar nicht; es sind immer mindestens *zwei* Werte. Und das kommt so: Der Druck im Moment größter Anspannung, wenn sich das Gatter gerade öffnet und eine Portion Blut hinausschwappt, ist natürlich viel größer als der in den kurzen Ruhepausen dazwischen, wenn der Herzmuskel mal lockerlässt. Daher gibt man beim Blutdruck immer zwei Werte an, um die beiden sehr verschiedenen Momente mit jeweils einem Schnappschuss festzuhalten: Der erste ist der sogenannte systolische Wert; es ist immer der höhere. Der zweite ist der sogenannte diastolische Wert; es ist immer der niedrigere. Im ewigen Push-Push-Push ist der systolische (erste) Wert immer das »Push«, der diastolische (zweite) Wert immer der Bindestrich. Daher erzählt Ihnen Ihre Schwiegermutter beim Kaffeekränzchen oder der nervige

Kollege, der sich beim Betriebsausflug warum auch immer ausgerechnet neben Sie gesetzt hat, auch nicht, dass sein Blutdruck gestern so und so hoch gewesen sei, sondern so und so hoch *zu* so und so hoch: systolischer Wert *zu* diastolischem Wert. Also zum Beispiel 160/100 oder 140/90 oder 120/70. Falls Ihr Gegenüber Ihnen hingegen nur *einen* Wert nennt, wäre es ja vielleicht ein vielversprechendes Gesprächsthema, um sie oder ihn mal aufzuklären.

Nun aber zum Punkt: Wie hoch ist *Ihr* Blutdruck eigentlich? Stopp. Bevor Sie etwas sagen, lassen Sie mich Ihnen verraten, dass Männer hierauf fast immer eine von zwei Antworten parat haben. Antwort Nummer eins: »Mein Blutdruck war eigentlich immer okay.« Antwort Nummer zwei: »Herr Doktor, dit kann ick Ihnen so direkt jarnüscht sagen. Ick *fühl* mir aber jut.« (Zumindest klang die Antwort in den Berliner Sprechzimmern, die ich bewohnt habe, immer ungefähr so.)

Wenn diese beiden Antworten nun auf einen Arzt prallen, der sowieso gleich Feierabend machen möchte und vom Sprechzimmerdasein über die Jahre so ausgelaugt worden ist, dass er gelernt hat, nur noch diejenigen Probleme zu lösen, die ihm aktiv aufgedrängt werden, dann wird er sich damit zufriedengeben. So entsteht eine Art Nichtangriffspakt. Der hat für beide Seiten Vorteile: Der Arzt hat weniger Aufwand, kann den Kontakt aber trotzdem bei der Krankenkasse abrechnen und vor allem in den (wohlverdienten) Feier- oder gleich Lebensabend gehen. Und der Patient kann nach Hause marschieren und verkünden: »Der Doktore hat jemeint: Allet jut! Muss nüscht weiter jemacht werden.«

Also Friede, Freude, Eierschaukeln. Aber wagen wir kurz einen detektivischen Blick hinter die Fassade. Antwort Nummer eins (Blutdruck bisher immer gut!) bedeutet meiner Erfahrung nach lediglich, dass man sich dunkel an irgendeinen Arztbesuch erinnert, bei dem irgendetwas gemessen wurde, und das Messergebnis war zumindest nicht so dramatisch, dass jemand gleich den Notarzt gerufen hätte. Vielleicht ist das viele Jahre her. Und vielleicht wurde nicht der Blutdruck gemessen, sondern nur der Puls gefühlt oder irgendeine Sprechstundenhilfe hat mal kurz mit dem Fieberthermometer quer durchs Zimmer gewunken. Und vielleicht hat der Arzt dem Patienten damals zwar keine Medikamente verpasst, aber doch eine ganz Palette an Lifestyle-Änderungen angeordnet: mit dem Rauchen aufhören, weniger trinken, joggen, abnehmen, Ernährung umstellen und so weiter. Egal. Was hängen geblieben ist, ist das diffuse Gefühl: Alles halb so wild.

Antwort Nummer zwei (Fakten unbekannt, Gefühl aber top!) ist beim Thema Blutdruck leider nichts wert. In Worten: nichts. Denn – ich habe mit diesem Zaunpfahl schon im ersten Kapitel gewunken – es gibt da diesen bunten Strauß besonders fieser Krankheitsbilder, die in ihrer Frühphase zunächst einmal überhaupt keine Symptome verursachen. Und Bluthochdruck gehört definitiv dazu. Und zwar mittenrein. Sie erinnern sich bestimmt an das schicke Wort dafür? Genau: asymptomatisch. Bluthochdruck ist in der Regel asymptomatisch. Für Sie heißt das: Sie haben keine Chance, von sich aus zu merken, ob Sie erhöhten Blutdruck haben. Und im Umkehrschluss bedeutet es: Die Tatsache, dass es *Ihnen* gut geht, heißt noch lange nicht, dass es Ihrem Körper gut geht. Schon gar nicht heißt es, dass es ihm *auf Dauer* gut gehen wird. Vielleicht haben Sie sich ohnehin schon gefragt, wie lange so eine asymptomatische Phase währen kann? Tage, Wochen, Monate, Jahre? Beim Bluthochdruck lautet die Antwort in den meisten Fällen: Jahre. Es lohnt sich also, mal nachzuschauen, während die Jahre so dahinsickern.

Und viele Männer packt tatsächlich irgendwann die blanke Neugier: Wie hoch ist er eigentlich bei mir, dieser Blutdruck, von dem alle Welt faselt? Hab ich überhaupt einen? Was ist *mein* High Score? Selbst diese Neugierigen gehen jedoch meiner Erfahrung nach nicht zum Arzt. Mit dem hat man ein gutes Verhältnis, das möchte man nicht unnötig belasten. Sie halten stattdessen den Dienstweg ein. Und der führt über den Partner. Beziehungsweise dessen Blutdruckmessgerät. Typischerweise wird gewartet, bis die bessere Hälfte aus dem Raum ist. Das ist, ganz allgemein gesprochen, risikoärmer. Der Hund darf bleiben. Aus Erfahrung weiß man: Er wird dichthalten. Mann wurstelt sich dann hektisch diese komische Manschette um den Oberarm, pappt den Klettverschluss irgendwie zusammen, drückt auf den ersten Knopf, der halbwegs plausibel erscheint – und hält gespannt den Atem an.

Die Maschine beginnt zu surren. Der Druck am Oberarm steigt. Und steigt. Und steigt. Und steigt. Der Hund scharrt nervös mit den Hufen. Plötzlich – es geht nicht mehr! – bricht er (Mann oder Hund) die Sache ab. Aus schierer Notwehr. Mit flacher Pranke aufs Gerät: Klatsch. Eine Rettungstat. Das Tier atmet auf, der Herr sackt in den Sessel. Und alle Last der Welt fällt von ihm ab. Das Gerät? Blinkt maximal empört noch einige Minuten vor sich hin. – Wenn nun der Partner zurückkommt, ist die Geschichte längst vorüber. Mann (inzwischen wieder abgeklärt und cool) blickt streng über Brille und Zeitung hinweg und hält fest: »Dein Gerät ist kaputt. Du solltest es reklamieren.«

Nur die wenigsten Männer lassen sich hernach noch auf einen zweiten, vom Partner angeleiteten Versuch ein. Und bei manchen zeigt das Gerät dann tatsächlich einen Wert an. Bei manchen von den manchen ist es sogar ein Wert im grünen Bereich: Triumph! Was für ein Beleg der eigenen Vitalität und ganz allgemein der Tatsache, im Leben alles richtig gemacht zu haben. Männer kosten solche Erfolgsmomente maximal aus. Über Jahre. Thema Blutdruck: abgehakt. Alle weiteren Messungen: unnötig. Alles scheint jetzt gerechtfertigt, auch wenn es (medizinisch gesprochen) mit dem Blutdruck kaum was zu tun hat: Die Gattin möge ruhig ihren Fitness-Salat essen, man selbst kann sich die Haxe leisten, und die Pommes, und den Vino, und das Taxi nach Hause.

So, nach diesem kurzen Exkurs, noch mal die Frage an Sie: Wie hoch ist *Ihr* Blutdruck? Vielleicht haben Sie ihn schon mal gemessen, vielleicht sogar regelmäßig, vielleicht noch nie. Egal, wo Sie stehen: Der Rest dieses Kapitels ist für alle da. In Schritt eins erkläre ich Ihnen kurz, warum es so wichtig ist, seinen Blutdruck zu messen; in Schritt zwei, wie man ihn *nicht* messen sollte; in Schritt drei, wie man es richtig macht. Eigentlich, da haben Sie recht, würde Schritt drei völlig ausreichen. Aber nach einigen Jahren hausärztlicher Erfahrung weiß ich: Männer hören nur zu, wenn es um was geht. Daher

Schritt eins. Und ebenso weiß ich: Das schlechte Beispiel, das Scheitern, ist viel instruktiver als das gute. Daher Schritt zwei. Also, los geht's.

Schritt eins: *Warum* Blutdruck messen? Das Grundproblem habe ich Ihnen oben schon verraten: Ihr Blutdruck meldet sich nicht, wenn er zu hoch ist. Er hält still. Damit stellt sich Ihnen als scharfsinniger Leser natürlich sofort die Frage: Wenn er denn so schön stillhält, der Blutdruck, was kümmert's mich dann überhaupt, wenn er erhöht ist? Nun, ich will Ihnen sagen, was es Sie kümmert. Wenn das Blut über die Jahre mit einem viel zu hohen Druck auf die Gefäßwände drückt, gehen diese allmählich kaputt. Man darf sich die Arterien dabei nicht wie starre Rohre aus Metall, Keramik oder Plastik vorstellen. Denken Sie lieber an Gummi, denken Sie an einen Gartenschlauch. Im Frühjahr seines Lebens ist er wunderbar elastisch, und das Wasser rauscht flott und fröhlich durch ihn durch. Kommt er aber schlecht gelagert in die Jahre, wird er starr, spröde, brüchig. Vielleicht lösen sich Teile der Gummiwand ab und flattern herum. Und im Inneren setzt sich Kalk ab, sodass es an manchen Stellen echt eng wird. Genauso geht es auch Ihren Blutgefäßen, wenn Sie über Jahre einem hohen Blutdruck ausgesetzt sind. Und das Spröde, Starre, Enge, Verkalkte – das ist Arteriosklerose.

Arteriosklerose ist die Wurzel allen Übels. Ganze Fachdisziplinen, ganze Krankenhäuser arbeiten sich an diesem Übel ab. Herzinfarkte zum Beispiel, Schlaganfälle, amputierte Zehen. Kaputte Nieren, kaputte Augen, gebrochene Herzen. Das Prinzip ist immer das Gleiche: Wenn die Gefäße nicht mehr schön elastisch, glatt und offen sind, kommt das Blut nicht mehr so rasend schnell und zuverlässig an seine Bestimmungsorte. Und kein Blut, das heißt: kein Sauerstoff. Und kein Sauerstoff, das heißt: Ah! Für die Zellen ist das schlicht fatal. Weil aber praktisch jede Zelle des Körpers den Sauerstoff (bzw. all die anderen Perlen, die im Blut transportiert werden) eigentlich immer bitter benötigt, kann die Arteriosklerose auch fast alle Organe des Körpers zugrunde richten. Und somit hat auch Ihr Bluthochdruck Folgen für fast jeden Winkel Ihres Körpers.

Sie sehen also: Das »B« in Bluthochdruck steht für »Bitch«. Er mag lange stillhalten, der Blutdruck. Aber am Ende ist er tödlich. Er ist ein stiller Killer. Zwar keiner, der einem gleich bei der Begrüßung mit der Blut-Axt um den Hals fällt, aber eben doch ein Killer. Er hat Geduld. Und er hat echt Fantasie. Er kann Ihnen auf unglaublich viele Arten das Leben schwer machen. Oder gar zunichte. Zurück zu Ihrer Ausgangsfrage also: Was kümmert Sie Ihr Blutdruck? *Das* kümmert er Sie.

Aber müsste das alles, wenn es denn wirklich so dramatisch wäre, nicht Gesprächsthema Nummer eins sein?, haken Sie nun vielleicht skeptisch nach. Keiner spricht darüber! Nicht beim Skat und nicht im Spa. Nicht an der Theke und nicht am Tresen. Nicht auf Malle und nicht in der Prosecco-Pause vor Wagners nächstem Akt. Nun, ich denke, das hat mindestens fünf Gründe. Und die individuelle Wahrheit ist vermutlich eine wilde Mischung aus allen. Erstens: Schlechte Nachrichten sind nicht sexy. Zweitens: Schlechte Nachrichten sind nicht männlich. Drittens: Man geht davon aus, es wird einen schon nicht erwischen. (Ihr Optimismus in Ehren, aber tatsächlich hat mindestens jeder zweite Mann, der das hier liest,

Bluthochdruck. Das ist eine blanke Tatsache.) Viertens: Die Welt hat die Männer nicht zu wenig, sondern *zu viel* vor dieser Gefahr gewarnt. Das Frühstücksfernsehen, die Apotheken-Umschau, Ärzte, Ehefrauen, Lover – alle miteinander. Man stumpft ab. Wenn ein Alarmzustand zu lange währt, verliert er irgendwann das, nun ja, Alarmierende. Fünftens: Die ganzen schlimmen Dinge, die Bluthochdruck anrichten kann, stellen für einen subjektiv gesunden Menschen eine zukünftige und damit *abstrakte* Gefahr dar. Eine Irgendwann-vielleicht-Gefahr. Und für solche Gefahren können sich die wenigsten Menschen nachhaltig begeistern. Egal ob Skat, Spa, Theke, Tresen, Malle oder Wagner: Die spannendste Frage ist immer, was *als Nächstes* serviert wird.

Ich serviere Ihnen als Nächstes übrigens **Schritt zwei: Wie sollten Sie Ihren Blutdruck *nicht* messen?** Dass es sich lohnt, ihn zu messen, habe ich Ihnen hoffentlich inzwischen klargemacht. Und warum Bluthochdruck ein Früherkennungskandidat par excellence ist, können Sie sich bestimmt auch längst denken: Er tritt häufig auf, bleibt erst mal lange Zeit stumm und belanglos, macht dann aber später einen auf Drama Queen, er ist relativ leicht entdeckbar, und – und das ist vielleicht das wichtigste Kriterium für eine überzeugende Vorsorge – er ist beeinflussbar. Sprich: Man kann was tun. Lassen Sie sich also von meiner kleinen Horrorshow (Stichwort: amputierte Zehen) nicht abschrecken, nehmen Sie sie als Motivation: Checken ist die beste Medizin.

Das Checken beim Bluthochdruck ist eigentlich das einfachste Checken überhaupt. Schließlich ist es ja auch unser erstes gemeinsames Kapitel. Es ist schmerzfrei und geht schnell. Niemand muss Ihnen dafür Blut abnehmen, Sie in Narkose legen oder Ihnen eine Kamera in den Hintern einführen. Sie müssen dafür noch nicht einmal zum Arzt. Sie müssen sich einfach eine dieser Manschetten um den Oberarm wickeln, die sich erst aufpumpt und dann beim Luftablassen magisch Ihren Blutdruck preisgibt. Deshalb winken Sie an dieser Stelle vielleicht längst ab und sagen: »Hab's verstanden, Doc! Werd bei Gelegenheit mal messen. Nichts für ungut, ich blätter schoma weiter!« Aber tun Sie das nicht: Vor Ihnen liegt der wichtigste Teil des Kapitels. Im Übrigen auch der unterhaltsamste. Denn gerade, wenn man verstanden hat, dass Blutdruckmessen wichtig ist, wird man oft unvermittelt zum Problemfall. Für den Arzt, für die Liebsten, für sich selbst. Das liegt daran, dass man nicht nur messen muss. Man muss auch verstehen, was man da misst. Und man muss *richtig* messen. Ich erzähle Ihnen dazu im Folgenden fünf (kurze! – versprochen) Geschichten. Alle sind restlos wahr. Nur die Namen habe ich chiffriert.

Adam$_1$ ist Mitte vierzig. Er kommt zum »Durchchecken«. Seine Tochter hat ihn überredet. Und vermutlich auch sein Bauchumfang. Es ist sein erstes Mal beim Arzt »seit einiger Zeit«. Ich gehe mit ihm die übliche Liste durch: Rauchen Sie? Nein. Trinken Sie? Nein. Schlafen Sie? Nein, äh ja, äh gut. Dann klappere ich ein paar Zahlen ab: Größe? Eins siebzig. Gewicht? Um die neunzig. Blutdruck? 137/88. Adam$_1$ ist sichtlich stolz. Ich auch ein bisschen. Das flutscht heute! Der Mittagspausendöner rückt (für uns beide vermutlich) in greifbare Nähe. Wir bringen das Durchchecken also in gegenseitigem Einvernehmen zu einem raschen Happy End.

Es ziehen ein paar Monate ins Land. Zwölf, um genau zu sein. Dann steht Adam$_1$ wieder vor mir. Er hat sich entschieden, das nun jedes Jahr zu machen. Er freut sich förmlich drauf. Wie auf einen Test, von dem man schon weiß, dass man ihn bestehen wird (ein zugegebenermaßen seltenes Gefühl). Ich gehe mit Adam$_1$ wieder die Liste durch: Rauchen? Nein. Trinken? Nein. Schlafen? Gut. Dann die Zahlen: Größe? Eins siebzig. Gewicht? Um die neunzig. Blutdruck? 137/88. Nebenher tippe ich alles direkt in den PC. Dabei sticht mir plötzlich ins Auge: 137/88. Da war doch was! »Adam$_1$«, sage ich in einer Mischung aus Amüsement und Ungläubigkeit, »das ist ja ein Zufall: Sie hatten letztes Jahr die genau gleichen Blutdruckwerte!« Adam$_1$ wird nervös: Er kramt in seiner Tasche. Hat er vielleicht doch nicht bestanden? Doch dann präsentiert er erleichtert ein verknittertes Dokument: Es ist die Bescheinigung irgendeiner amtsärztlichen Untersuchung. Und ja, da steht es, schwarz auf weiß: 137/88. Das Jahr der Bescheinigung: 1995.

In dieser Story ist nicht Adam$_1$ der Idiot. Ich bin es. Wer als Arzt beim Durchchecken den Blutdruck nicht selbst misst (oder zumindest messen lässt), hat einfach seinen Job nicht gemacht. Für Adam$_1$ (und ggf. für Sie) ist die Botschaft zum nach Hause Mitnehmen aber die: Ihr Blutdruck *ändert* sich über die Jahre. Natürlich! Selbstredend gibt es im Körper auch einige Werte, die sich in der Regel nicht ändern: Ihre Blutgruppe zum Beispiel. Die ist in Stein (bzw. in Antigen) gemeißelt. Oder die Anzahl Ihrer Hoden. Der Blutdruck gehört aber nicht dazu. Denken Sie an den Gebrauchtwagenmarkt: Ein Auto kann so und so viel PS haben und so und so viel Hubraum und so und so viele Klimazonen. Das sind dauerhafte Tatsachen. Aber sein Kilometerstand und sein Reifendruck zum Beispiel, die ändern sich. Dementsprechend kann man sich einige, aber nicht alle Infos aus den Fahrzeugpapieren holen. Und manche muss man einfach noch mal selbst checken, bevor man kauft. Da ist das Zertifikat, dass der Benz vor zehn Jahren beim TÜV tipptopp in Schuss war, zwar nett, aber letztlich nichts wert. Wie Bushido weiß: Zeiten ändern dich. Und deinen Blutdruck eben auch.

Das führt mich zu $Adam_2$. Er ist ein neuer Patient und kommt ohne Termin. Der Sprechstundenhelfer weist ihm den langen Weg den Flur hinunter, wo bereits eine Patientenschlange wartet. $Adam_2$ trägt sich an diesem Spalier vorbei wie einen Sarg zu Grabe. »Herr Doktor«, seufzt er, »es geht mit mir zu Ende.« Er legt einen Zettel auf den Tisch. Er hat darauf zwei Zahlen notiert. Offenbar zwei (systolische) Blutdruckwerte: 150 und 140. Daneben eine herausgerissene Magazinseite. Überschrift: »Am Ende des Lebens«. Offenbar ein Artikel über das Sterben. Ein Halbsatz ist neongelb markiert: »außerdem sinkt der Blutdruck«. Armer $Adam_2$.

Nur zehn Minuten später kann ich $Adam_2$ zurück ins Leben entlassen. Fröhlich stößt er die Tür zum Flur auf und klatscht gefühlt die ganze Schlange ab. Ich habe ihn seither nie wieder gesehen. Aber ich kann Ihnen sagen, was ich ihm gesagt hatte: Ihr Blutdruck ändert sich, Herr $Adam_2$. Nicht nur über die Monate und Jahre, sondern auch von einem Moment auf den anderen. Das hängt mit vielem zusammen. Zum Beispiel mit der Situation: Sprinten Sie gerade die Treppe rauf oder netflixen Sie scheintot auf dem Sofa? Es hängt aber auch mit technischen Aspekten zusammen: Wie breit ist die Manschette? Wo genau haben Sie sie angelegt? Hat Ihr Oberarm die Muckis spielen lassen oder hing er leblos runter wie ein Würstchen im Schlafrock? Kurz: Wenn Ihr Blutdruck Ihnen ein Selfie schicken würde, es wäre nicht waagerecht und hart, sondern eher so ein elastisches Auf und Ab wie eine Welle. Plus/minus zehn, sogar plus/minus zwanzig, von einer Minute auf die andere: Das ist völlig normal. Völlig.

Adam$_3$, der Nächste im Wartezimmer, hat keinen Zettel dabei. Stattdessen: Shorts, Schweiß und Sneakers. »185, Doc, 185!«, ruft er. Er kommt aus dem Fitnessstudio und hat dort auf dem Stepper augenscheinlich gerade die Schallmauer durchbrochen. Im Moment des Triumphs misst er Blutdruck: 185 zu irgendwas. 185! Er eilt zum Arzt, zu mir. Ganz offensichtlich ist Sport nicht gut für ihn. Die Endorphine haben ihn wohl blind gemacht. Er ist drauf und dran, das Training auf Jahre einzustellen! – Ich lege ihm die Hand auf. Wir atmen erst mal tief durch. Er nimmt einen Schluck von seinem Smoothie und grunzt.

Nun ist die 185, die Adam$_3$ geschockt hat, zwar ein knackiger Sprung. Trotzdem ist auch bei ihm alles im grünen Bereich. Wir wissen bereits: Kleine Blutdruckschwankungen sind normal. Wenn Sie nun auf dem Stepper Stoff geben, erst recht. Dann ist es mehr als ein kleines Schwanken, dann macht der Blutdruck einen absichtlichen, intelligenten Satz nach oben. Denn Ihr Blutdruck, und Ihr Kreislauf allgemein, ist ein extrem adaptives System: Je nach Situation fährt es hoch oder runter. Der Sauerstoff, der Blutzucker, all die guten Dinge: Sie werden beim Sport in viel größerer Menge pro Zeit in den

Zellen benötigt. Und daher muss auch Ihr Kreislauf viel mehr Dampf machen, um zu liefern. Dass der Puls beim Sport steigt, ist selbst jedem Sofahocker intuitiv klar. Man kennt das: Man sprintet ein paar Meter, um den Bus zu erwischen, und schon rast einem das Herz in der Brust. Das überrascht keinen. Dass aber auch der Blutdruck durch die Decke geht, wenn man nur hart genug sportelt, überrascht selbst manche Jogginghosen-Routiniers.

Ein Teil dieser Überraschung entsteht bestimmt durch die anscheinend widersprüchliche Message, dass Sport *gut* für den Blutdruck sei, ihn also *senkt*. Wie passt das mit Sport-Adam$_3$ zusammen, und übrigens jedem, der sich auf dem Crosstrainer oder beim Spinning mal die Manschette umgelegt hat? Die Lösung liegt im Zeithorizont: *Während* des Sportelns geht der Blutdruck hoch, auf Dauer senkt regelmäßiges Sporteln den Blutdruck aber. Gleiches gilt auch für den Puls. So haben zum Beispiel Spitzensportler, vor allem wenn sie Ausdauerdisziplinen betreiben, durch das regelmäßige Training einen viel niedrigeren Ruhepuls als Sie und ich. (Verzeihung: zumindest als ich.) Hier gibt es wissenschaftliche Studien en masse. Sie zeigen wunderbar: Je besser ein Sportler trainiert ist, desto langsamer ist in der Regel sein Ruhepuls. Und dieser Effekt lässt sich sogar umkehren: Wenn der Sportler nicht mehr ganz so viel sportelt, zum Beispiel wenn er mit 35 in den Ruhestand geht und sich nur noch durch Talkshows nörgelt, dann wird auch sein Ruhepuls wieder schneller.

Hier und jetzt wäre daher auch ein guter Zeitpunkt für Sie, lieber Leser, in Ihrem Kopf (und vielleicht auch Ihrem Herzen) Platz für eine ganz prinzipielle Unterscheidung zu machen:

einerseits der Blutdruck, der in einem bestimmten Moment vorliegt – lassen Sie ihn uns den *situativen* Blutdruck nennen – und andererseits das allgemeine Blutdruckniveau, das im Verlauf der Zeit durchschnittlich in Ihrem Körper herrscht. Wenn Sie noch einmal an das Selfie Ihres Blutdrucks denken, also die wilde Welle, dann sind die einzelnen Ausschweifungen die verschiedenen situativen Blutdruckwerte. Wenn Sie nun aber eine gedachte horizontale Linie etwa mittig durch das Auf und Ab legen (bzw. zwei: eine für den systolischen und eine für den diastolischen Druck), dann ist das Ihr allgemeines Blutdruckniveau, Ihr Mittelwert über die Zeit.

Warum diese spitzfindige Unterscheidung überhaupt? Sind wir sechste Klasse Mathe oder was! Nein. Aber erinnern Sie sich an die kleine Horrorstory, die ich Ihnen erzählt habe? Die Arteriosklerose mit ihren Herzinfarkten, Schlaganfällen und amputierten Zehen? Nun, für all das sind einzelne, situative Blutdruckwerte praktisch irrelevant. Irrelevant! (Oder, wie meine Tochter sagen würde: Irr-Elefant!) Das *durchschnittliche* Blutdruckniveau über einen längeren Zeitraum, das ist hingegen relevant (bzw. relefant). Ist es zu hoch, gehen die Gefäße kaputt. Sind es aber nur einzelne hohe Werte in einzelnen Situationen, ist das den Gefäßen praktisch egal. Der liebe Gott (bzw. die Evolution) hat die Arterien ja nicht umsonst in dieser wunderbar elastischen Ausführung geordert. Er (bzw. sie) hat sich dabei schon was gedacht.

Wir fassen zusammen: Der wichtigste und häufigste Fehler beim Blutdruckmessen ist es, *einzelnen* Werten Aufmerksamkeit zu schenken. Hören Sie auf damit. Konzentrieren Sie sich auf das Wesentliche: die Mittelwerte über die Zeit. Machen

Sie sich klar, dass es mit dem Blutdruck eher wie mit Mode, Humor oder Darts ist: Man kann sich ab und zu einen Ausrutscher leisten, wenn man ansonsten ein solides Niveau hält. Zur Verdeutlichung blicken Sie mit mir noch kurz auf Adam$_4$. Er hatte sich ein bisschen in eine Apothekerin verguckt. Ein bisschen sehr. Daher nahm er auch das Blutdruckmessangebot jener Apotheke dankend an. Täglich. Mehrmals. Und tatsächlich legte er dort Spitzenwerte aufs Parkett. »Spitzenwerte« im Sinne von: viel zu hoch! Die Apothekerin schickte ihn wiederholt direkt zum Arzt. Ob aus medizinischer Sorge oder schlichtweg, um ihn loszuwerden, vermochte ich aus der Distanz nicht zu sagen. Er schien mir jedenfalls keine ganz schlechte Partie. In meinem Sprechzimmer hatte Adam$_4$ dann aber immer völlig normale Werte. Denn in mich war er ja auch nicht verschossen!

Unser Blutdruck steigt also nicht nur beim Sport vorhersehbar an, sondern auch in zahllosen anderen Situationen. Vor allem steigt er nicht nur an, wenn wir *körperlich* gefordert sind, sondern auch, wenn uns sozusagen seelisch was abverlangt wird. Es gibt also somatische und psychische Faktoren der Blutdruckregulation. Und von beiden Sorten gibt es solche, die den Blutdruck situativ eher nach oben treiben, und solche, die ihn situativ eher senken. Wenn Sie einen gewöhnlichen Infekt und Fieber haben, wird Ihr Blutdruck in diesen Tagen zum Beispiel eher etwas niedriger als gewöhnlich sein. Wenn Sie daneben aber satte Kopfschmerzen plagen, kann das mit erhöhten Werten einhergehen. Genauso, wenn Sie eben eine Tasse Kaffee oder einen Pott grünen oder schwarzen Tee gekippt haben. Und, klar, wenn Sie zwanzig

Runden auf der Rudermaschine drehen, wird Ihr Blutdruck auch hochschießen. Aber – und das ist den meisten nicht halb so klar – wenn Sie zwanzig Runden im Kopfkarussell drehen, weil Sie wegen irgendetwas rasende Wut empfinden (zum Beispiel Ihrer Frau, Ihrem Chef oder beiden in Kombination), dann wird auch das Ihren Blutdruck messbar nach oben treiben. Das ist keine Esoterik, das ist eine Tatsache. Stressoren – also Faktoren, die stressen – führen im Körper zur Ausschüttung verschiedener Botenstoffe. Katecholamine zum Beispiel (»Adrenalin!«) oder Glucocorticoide (»Kortison!«). Und diese Botenstoffe treiben den Blutdruck für einige Zeit nach oben. Und zwar egal, ob die Boten ursprünglich von einem körperlichen oder einem seelischen Grund getriggert wurden. So kann auch das Adrenalin, das $Adam_4$ beim Anblick der Apothekerin euphorisch aus der Nebenniere schwappt (»Schmetterlinge!«), ohne Probleme den Blutdruck pushen. Ganz so, als würde $Adam_4$ eine lockere Feierabendrunde um den Block walken.

Das erklärt auch, warum das Gähn-Thema Blutdruck so häufig im gleichen Atemzug mit dem Gähn-Thema Stress genannt wird: Stress ist zum einen der Volksstressor schlechthin. Er ist der Risikofaktor für Bluthochdruck, den jeder irgendwie für sich reklamieren kann. Er ist aber auch deshalb besonders, weil er meistens eine somatische *und* eine psychische Dimension hat. Stress bedeutet: Sie machen, rennen, rackern, keuchen, hetzen, hecheln durch Ihr Leben. Das ist die physische, die körperliche Dimension. Es bedeutet aber auch: Sie sorgen, streiten, nerven, grübeln, verzweifeln sich von einem Gedanken zum nächsten. Das ist die psychische, die sozusagen seelische Dimension. Für Ihren Körper ist am Ende alles eins: Druck. Der Puls steigt, der Kreislauf köchelt, der Atem spannt, der Nacken auch.

Wie versprochen will ich Ihnen nun aber nichts von Yogamatten, Wellness und Hörbüchern mit Meeresrauschen erzählen. Sie sollten aber die Tatsache ernst nehmen, dass jeder Blutdruckwert nicht nur etwas über Sie und Ihren Körper aussagt, sondern genauso viel über die Situation, in der er gemessen wurde. Stellen Sie sich vor, Adam wird plötzlich von einem garstigen T-Rex verfolgt (oder seiner liebreizenden Ex-Eva). Wenn er dann 170/100 hat, heißt das – nichts. Wenn er aber einfach nur so 170/100 hat, ohne T-Rex, ohne Ex-Eva, dann hat Adam ein Problem.

Für den gestressten Mann in einer stressigen Welt bedeutet das nun zweierlei. Erster Punkt: Messen Sie Ihren Blutdruck nicht ausgerechnet in Situationen, in denen Sie gestresst sind. Dann ist er *natürlich* hoch. Und rennen Sie bitte nicht in der Feierabendhektik noch rasch in die Praxis oder Apotheke, um Ihren Blutdruck checken zu lassen: Das wird garantiert nichts. Denn Ihr Blutdruck hat dann auch Rushhour. Schauen Sie: Wenn mich ein Patient zur Weißglut treibt, bin ich »auf hundertachtzig«. Und mein Blutdruck eben auch. Messen Sie stattdessen in Situationen, in denen Sie ruhig und mit der Welt im Reinen sind: nach der Sportschau, nach dem Klogang, beim Angeln, beim Grillen, auf Balkonien. Ein Ruhewert hat viel größere Chancen, Ihr ansonsten vielleicht ganz gutes Blutdruckniveau abzubilden, als ein in einer Extremsituation gemessener Wert. Der zweite Punkt, den Sie sich zu Herzen nehmen sollten, lautet aber: Falls Ihr Leben *nur* aus gestressten Momenten besteht, falls Sie wirklich *nie* zur Ruhe kommen, falls Sie mit der Welt *nie* im Reinen sind, falls Sie also unter Dauerstress stehen, dann wird auch Ihr Blutdruck nie zur Ruhe kommen. Dann ist der situative Blutdruckwert, der kurz mal zwischen Tür und Angel, zwischen Meeting und Meeting, zwischen Check-in und Check-out gemessen wurde, vielleicht tatsächlich repräsentativ. Denn der Mittelwert vieler viel zu hoher Werte ist ja eben auch – viel zu hoch.

Das tragische Ende der Apothekengeschichte war übrigens, dass die Apothekerin das Angebot der Blutdruckmessung wegen zu hoher Nachfrage (mehrerer!) Einzelner wieder einstellen musste. $Adam_4$ hat daraus gelernt: Erstens, ein Verehrer kommt selten allein; zweitens, Liebe ist grausam; und drittens, er hatte keinen Bluthochdruck.

Jetzt, lieber Leser, sind Sie bereit für mein fünftes und letztes Beispiel, $Adam_5$, ein erfolgreicher Makler, der heute hier und morgen dort auf Deutschlands Straßen unterwegs ist. $Adam_5$ ist ein eher über- als untereifriger Vorsorger. Er achtet auf sein Cholesterin, sein PSA, seinen Impfpass und die Farbe seiner Ausscheidungen. Eines Tages diagnostiziere ich bei $Adam_5$ einen leicht erhöhten Blutdruck. Aus ärztlicher Sicht kein großes Ding. $Adam_5$ kauft sich aber sofort ein Messgerät, das ihn fortan begleitet. Und er hat die Angelegenheit binnen drei Tagen im Internet totrecherchiert. Zum Beispiel hat er (korrekterweise) herausgefunden, dass Bluthochdruck in seltenen Fällen eben doch auch in der Frühphase schon Symptome machen kann, unspezifische, milde Allerweltssymptome zwar, aber eben doch Symptome. Außerdem hat er im Internet Horrorfotos all der schlimmen Dinge erblickt, die

Bluthochdruck auf Dauer anrichten kann. Damit nimmt das Unheil seinen Lauf.

Adam$_5$ fängt an, ständig seinen Blutdruck zu messen. Mal aus Neugier, mal aus Sorge. Er hat leichte Kopfschmerzen? Er fährt rechts ran und misst. Er bemerkt ein kurzes Flackern im Augenwinkel? Er lässt den Kunden sitzen und misst. Sein Kumpel meint, er sehe alt aus? Er misst. Er wacht nachts auf? Er misst. Es ist Montag? Er misst. Und da er in diesen Momenten maximal angespannt ist, ist es auch sein Blutdruck: 155/95. Der Anblick der hohen Werte macht ihn noch angespannter. Er misst: 160/100. Und noch mal: 165/105. Er ist sich jetzt ganz sicher: Sein Körper ist auf dem Weg in eine Blutdruckkrise! Sein Nacken verkrampft, sein Puls rast, er atmet flach und schnell. Er kriegt Panik.

Adam$_5$ landet in diesen Wochen dreimal in der Rettungsstelle. Und zweimal ruft er den Notarzt. Es ist eine schlimme Zeit. Die ärztlichen Kollegen tun jeweils ihr vermeintlich Bestes: Sie klären alles Mögliche ab. Die ganze Diagnostik und das Blaulicht bestärken Adam$_5$ aber tragischerweise in seiner falschen Ansicht, dass mit ihm etwas Grundsätzliches nicht mehr stimme, obgleich kein EKG, kein MRT, keine Blutabnahme, kein Irgendwas irgendwelche pathologischen Befunde offenbart. Nur eben etwas erhöhte Blutdruckwerte.

Schließlich landet Adam$_5$ mit einer seiner Krisen auch bei mir im Sprechzimmer. Angsterfüllt! Da ich ihn und all die unauffälligen Befunde der letzten Wochen kenne, kann ich es mir – anders als meine Notarztkollegen – jedoch leisten, erst einmal ausführlich eines zu tun: nichts. Rein gar nichts. Ich sitze einfach da und lausche dem atemlosen Wortgeprassel und raune hin und wieder Ärztesätze wie »Aha« und »Ach so« und »Das ist ja interessant«. Als es sich dann inhaltlich lose anbietet, frage ich ihn, wo eigentlich die A9 genau verläuft. Das wollte ich tatsächlich immer schon mal verstehen! Dann kommen wir auf die A6 zu sprechen. Dann auf die A8. Schließlich rezitiert mir Adam$_5$ das deutsche Autobahnnetz einmal von Grund auf. Am Ende bedankt er sich fürs Gespräch. Und ich mich. Blutdruck: 130/80.

Adam$_5$ war sensibel und gewissenhaft. Das war sein Problem. Er trat mit seinen Empfindungen und Messungen regelmäßig einen Teufelskreis los. Eine Teufels*spirale*! Der Stress im Kopf machte seinem Körper Stress. Der Stress in seinem Körper machte wieder seinem Kopf Stress. Verlinkt wurde beides über den Sympathikus, von dem Sie bestimmt schon gehört haben. Er ist ein unbewusster Teil unseres Nervensystems, der uns von einer Minute auf die andere in Kampf- oder Fluchtbereitschaft versetzen kann. Der Sympathikus war entwicklungsgeschichtlich ziemlich überlebenswichtig (Stichwort: Säbelzahntiger). Für den modernen Menschen, der nur noch selten von wilden Tieren angefallen wird, hat er jedoch den ausgesprochen blöden Nebeneffekt, dass sich Stress im Kopf (und im Leben) rasch auf den Körper überträgt. Hohe Blutdruckwerte sind da nur ein Beispiel. Dieser Link steckt übrigens auch hinter vielen Panikattacken. (Aber auch hier: googeln oder brockhausen, please.)

Was das richtige Blutdruckmessen betrifft, so haben wir mithilfe von Adam$_5$ gelernt: Es gibt da ein Henne-Ei-Problem. Wenn Sie sich schlecht fühlen und dann Ihren Blutdruck messen, wissen Sie nicht, ob Sie gerade die Ursache oder die Folge des Schlechtfühlens messen. Und wenn der Blutdruck bei der zweiten und dritten Messung weiter steigt, wissen Sie nicht, ob er das ohnehin gemacht hätte oder ob *Sie* das gerade machen. Ihr Kopf. Ihre Angst. Als Hausarzt ist meine Lösung für diese Fälle radikal: Ich *verbiete* den Patienten bis auf Weiteres, ihren Blutdruck selbst zu messen. Zur Not konfisziere ich ihr Messgerät. Das funktioniert meistens ganz gut.

Wir treten jetzt einen Schritt zurück und gucken aufs große Ganze: Ganz klar, das mit dem Blutdruckmessen birgt viele Tücken. Der Teufel steckt im Detail, und Satan wartet in der Umsetzung. So ist es oft mit Dingen, die aus der Ferne einfach aussehen: Entrecotes braten zum Beispiel, Origami falten, Sex. Es sollte uns also nicht überraschen, dass es sich mit manchen Dingen in der weiten Welt der Medizin genauso verhält. Wenn Sie bis hierhin tapfer gelesen haben, werden Sie in Zukunft jedoch das allermeiste richtig machen. Allen anderen biete ich eine Amnestie an: Steigen Sie einfach jetzt wieder mit ein. Wir sind bei **Schritt drei: Wie messe ich meinen Blutdruck richtig?**

Natürlich brauchen Sie zum Messen erst mal ein Messgerät. Vielleicht können Sie sich für den Anfang eins borgen oder eben beim Arzt oder in der Apotheke messen lassen. Auf Dauer lohnt es sich meiner Meinung nach aber, selbst eins pro Haushalt zu besitzen, zumindest ab Mitte des Lebens *oder* wenn Ihre Werte beim Arzt schon mal erhöht waren *oder* wenn Sie rauchen *oder* wenn Sie zwei, drei Steaks mehr als andere auf den Rippen haben. Wo Sie es kaufen, ist Ihre eigene konsumpolitische Entscheidung. Wichtig ist mir aber, *was* Sie kaufen. Nicht alle Geräte auf dem Markt taugen was.

Selbst ein CE-Zeichen muss nichts heißen. Schauen Sie lieber, ob das Gerät das Prüfsiegel der Deutschen Hochdruckliga bekommen hat. (Eine Komplettliste gibt's auch auf deren Website.)

Wie Sie bestimmt wissen, gibt es Messgeräte für den Oberarm und Messgeräte fürs Handgelenk. Prinzipiell geht beides. Am Handgelenk muss man meistens weniger ausziehen, um zu messen. Das kann praktisch sein (aber auch schade). Ansonsten ist das Messen mit den Handgelenkgeräten im Wohnzimmeralltag meiner Erfahrung nach aber fehleranfälliger, weshalb ich Ihnen zu einem Oberarmmessgerät raten würde.

Sie haben Ihr Blutdruckmessgerät also parat, ja? Dann setzen Sie sich. Entspannen Sie sich. Atmen Sie erst mal tief durch. Stellen Sie Ihre Beine locker auf den Boden. Überkreuzen Sie sie nicht. Ihr Sitzplatz sollte eine nahezu aufrechte Rückenlehne haben. Nutzen Sie sie, lehnen Sie sich an. Machen Sie Ihren Oberarm komplett frei. Wie Rambo. Aber ohne Muckis anspannen. (Und ohne Öl und Maschinengewehr und so.) Lassen Sie locker. Auch Ihren Unterarm. Der darf zwanglos auf einem Tisch oder der Armlehne ruhen. Warten Sie fünf Minuten, bevor Sie messen. Sie sollten mindestens eine Stunde lang keinen Kaffee, Alkohol oder Zigaretten konsumiert haben. Ihre Blase sollte leer sein. Die Manschette sollte etwa auf Herzhöhe sitzen, also circa zwei bis drei Fingerbreit über der Ellenbeuge. Ob Sie rechts oder links messen, ist erst mal egal. Sie, also die Manschette, sollte nicht zu klein und nicht zu groß sein. Eine gute Faustregel ist: Sie muss etwa halb so breit sein, wie Ihr Oberarmumfang lang ist. (Wenn

Sie sich unsicher sind, bringen Sie Ihr Blutdruckmessgerät das nächste Mal einfach mit in die Sprechstunde.) So: Jetzt sind Sie bereit.

Und wenn Sie gemessen haben, bleiben Sie noch sitzen und denken an was Schönes (aber nichts *zu* Schönes). Nach zwei Minuten messen Sie noch einmal. Und zwei Minuten später noch mal. Den zweiten und dritten Wert schreiben Sie auf. Den ersten ignorieren Sie. Es gibt eine feine wissenschaftliche Studie des Universitätsspitals Basel. Dafür wurde den Leuten mehrfach hintereinander Blutdruck gemessen statt nur einmal. Was glauben Sie, wie viele Menschen, die laut der ersten Messung »Bluthochdruck« hatten, danach magisch geheilt waren und in der zweiten, dritten, vierten Messung im Schnitt normale Werte hatten? Jeder Dritte. Jeder Dritte! Und das, obwohl man die Teilnehmer auch vor der ersten Messung schon fünf Minuten sitzen und runterkommen lassen hatte. Ohne diese fünf Minuten Cool-down vom Alltagsstress wären bestimmt noch weitaus mehr Fehldiagnosen produziert worden.

Diese Sequenz (hinsetzen, runterkommen, dreimal messen) zelebrieren Sie jetzt über den Tag verteilt dreimal. Immer, wenn sich eine Ruheinsel ergibt. Morgens, mittags, abends. Und das machen sie drei Tage lang. Oder sogar viermal am Tag über vier Tage. Oder fünf über fünf. Oder sechs über sechs. Je länger und je häufiger, desto besser. Aber kommen Sie irgendwann zum Punkt. Die Werte tragen Sie dann zur Hausärztin Ihres Vertrauens. Ob Sie dafür einen Schmierzettel, Ihr Poesiealbum, eine App (es gibt Dutzende!) oder ein mehrfarbiges, mehrspaltiges, mehrformeliges Excel nutzen,

das Ihnen Ihre Mittelwerte direkt ausrechnet, ist letztlich egal. Hauptsache, Sie sprechen mit jemandem darüber.
Sie sehen übrigens: Das alles (also das ganze Messen über mehrere Tage) geht viel besser zu Hause als in einem schwitzigen Fitnessstudio oder einer überlaufenen Apotheke oder einer verschnupften Arztpraxis. Also ein weiteres Argument für ein eigenes Gerät. (Nein, ich bekomme keine Provision. Zumindest *noch* nicht.)
Und haben Sie keine Angst, Ihre Aufschriebe einem Arzt vorzulegen. Ich weiß, Ärzte rollen unüberhörbar mit den Augen, wenn Patienten im Sprechzimmer direkt meterlange Schriftrollen entfalten. Aber Sie, Sie sind kein Streber, kein Hypochonder, kein Psycho. Sie machen nur eines: gute Medizin. Einmal im Jahr Manschette anlegen und sagen, »Oh, der ist aber hoch!«, das ist Quatsch. Eine Therapieentscheidung sollte niemals (noch mal: niemals!) auf einer Einzelmessung basieren. Das ist entweder dumm oder faul oder beides. Es ist jedenfalls keine gute Medizin. Es ist Mist. Das weiß auch Ihr Hausarzt im Innersten seines Herzens. Und wenn nicht, dann sagen Sie es ihm – vielleicht in etwas diplomatischeren Worten.
Wie hoch ist nun zu hoch? Für die meisten gesunden Männer gilt 140/90 als magische Grenze. Wobei es sich um eine Sowohl-als-auch-Grenze handelt: Sowohl muss Ihr systolischer Wert (über alle Tage und Messungen gemittelt) unter 140 liegen als auch Ihr diastolischer unter 90. Wenn Ihre Werte okay sind, müssen Sie nichts weiter messen. Und zwar ganze zwei Jahre lang nicht. So lautet die aktuelle wissenschaftliche Empfehlung für gesunde Menschen. Ich sage den

meisten Patienten aber immer: Lieber schon alle sechs bis zwölf Monate eine kleine Messaktion. Das ist wie mit der ersten Liebe aus der Grundschule: Es schadet nie, in Kontakt zu bleiben.

Die 140/90-Grenze ist also der Wert, ab dem man formell von Bluthochdruck spricht. Diese Grenze ist aber nicht vom Himmel gefallen, und sie ist auch kein Naturgesetz. Sie ist eine Konvention. Mediziner haben sie deshalb festgelegt, weil in der Regel ab 140/90 eine Behandlung was bringt. Betrachten Sie die Blutdruckskala aber trotzdem lieber nicht als Alles-oder-nichts-Sache (wie die Latte beim Hochsprung). Betrachten Sie sie lieber als Je-höher-desto-schlechter-Sache (wie den Schuldenstand Ihrer Kreditkarte). Denn erstens gibt es immer wieder wissenschaftlichen Streit darüber, ob die Es-bringt-was-Grenze wirklich bei 140/90 liegt, und zweitens ist auch jenseits der Grenze (wo auch immer sie liegt) ein niedriger Wert definitiv gesünder als ein hoher. Und auch unter 140/90 kann Ihr Risiko für Herzinfarkt, Schlaganfall & Co. schon üppig sein, wenn Sie nur hinreichend sündig leben.

An dieser Stelle noch eine kleine Warnung: Aus den ganzen Adam-Geschichten haben wir gelernt, dass der situative Blutdruck enorm schwanken kann. Und ich habe Sie beruhigt: Plus 10, 20, 30, 40 seien da gar nichts! Inzwischen haben Sie aber gelernt, wie man ordentlich seinen Blutdruck misst und wie man einen realistischen Langzeitruhewert bekommt. Was *diesen* Wert anbelangt, sind plus 10, 20, 30, 40 *absolut nicht* gar nichts. Sie sind alles! (Eine aktuelle Studie hat zum Beispiel gezeigt: Schon plus fünf auf der Blutdruckskala bedeutet plus zehn Prozent mehr Risiko für schwere Komplikationen wie Herzinfarkt und Schlaganfall.) Achten Sie auf diese wichtige Unterscheidung, wenn Sie demnächst am Kneipentresen jemandem die Welt erklären.

Ein Letztes noch: Falls Sie partout nicht selbst messen wollen oder können, ist das nicht schlimm. Keine Hausärztin dieser Welt und keine Sprechstundenhilfe wird Ihnen, wenn Sie nett fragen, eine Blutdruckmessung verweigern. Formell ist das vorsorgliche Blutdruckmessen in Deutschland Teil einer größeren Allgemeinuntersuchung. Sie nennt sich »Gesundheitsuntersuchung« oder »Check-up«. Wir werden in den nächsten Kapiteln noch öfter davon hören. Wenn Sie gesetzlich versichert sind und mindestens 35 Jahre alt, zahlt Ihre Kasse diesen TÜV alle drei Jahre (unter 35 auch, aber nur einmal). Dieser allgemeine Check-up hat den Vorteil, dass dabei auch ein paar andere Risikofaktoren geprüft werden, die sich mit dem Risikofaktor Bluthochdruck böse verbinden können. Stichwort: Arteriosklerose. Teilweise werden Ihnen dafür einfach Fragen gestellt (Rauchen Sie? Gab's in Ihrer Familie Herzinfarkte? Schlaganfälle?). Teilweise stellt man Sie auf die Waage. Teilweise zapft man Ihnen ein paar Tropfen Blut ab. Am Ende hat man so ein kompletteres Bild über Ihr Risiko, als es Ihr Blutdruck allein vermitteln könnte. Daher: Machen Sie ruhig gleich diesen Rundum-Check, statt nur Blutdruck zu messen. Dann wird es Ihre Ärztin später leichter haben, Sie gut zu beraten.

So, gleich geht die Sonne über diesem Kapitel unter. Wir fassen zusammen: Erstens, hoher Blutdruck macht Ihren Körper auf Dauer kaputt. Zweitens, ob Ihr Blutdruck zu hoch ist, merken Sie in der Regel gar nicht. Drittens, Sie können Ihren

Blutdruck einfach messen – es ist der simpelste aller Vorsorge-Checks. Sie kriegen das sogar zu Hause auf dem Sofa hin. Viertens, messen ist nicht gleich messen: Man muss *richtig* messen. Fünftens, Durchschnittswerte sind viel aussagekräftiger als Einzelwerte und Werte in Ruhe viel aussagekräftiger als Werte in Extremsituationen. Sechstens, auch Stress (egal ob im Körper oder im Kopf) treibt den Blutdruck hoch. Machen Sie es deshalb wie die Sonne: Versuchen Sie, zumindest einmal am Tag runterzukommen.

2

DIE GROSSE HAFENRUNDFAHRT

Darmkrebs

Keine Frage: Die Darmspiegelung ist der Bad Boy unter den Vorsorgeuntersuchungen. Wie easy Blutdruckmessen ist, wissen Sie jetzt ja, das geht sogar mal eben zu Hause auf dem Sofa, alleine, während der Sportschau. Das, meine Herren, wird bei der Darmspiegelung nicht klappen. Sie ist die aufwendigste aller Vorsorgeuntersuchungen, und ja, auch die nervigste. Gerade deshalb hat sie ein eigenes Kapitel verdient. Nämlich dieses hier. Denn so nervig, dass man's ganz lassen sollte, ist sie nun auch wieder nicht. Und wie viele nervige Dinge (und Menschen) auf der Welt, verfolgt sie eigentlich ein hehres Ziel. In diesem Fall: Darmkrebs bekämpfen.

Das vor uns liegende Kapitel wird ein Griff ins Klo: eklig, schonungslos, aber irgendwie auch erfrischend. Ich erkläre Ihnen, wie die Untersuchung abläuft. Ich erzahle Ihnen, was vorher passiert und was danach. Ich sage Ihnen, wer die Darmspiegelung (auch Koloskopie oder kurz »Kolo« genannt) überhaupt machen sollte – und wer bitte lieber nicht. Und ich verrate Ihnen, was es für Alternativen gibt und was von diesen Alternativen zu halten ist. Am Ende werden Sie gerüstet sein, nicht nur für die Sache selbst, sondern auch für jede Kneipen- oder Küchendiskussion.

Na, dann wollen wir mal. Begrüßen Sie mit mir Herrn Müller. Herr Müller ist der grob pauschalisierende Zusammenschnitt aller Männer, die ich je zur Darmspiegelung geschickt habe. Er ist Mitte fünfzig, mittelgroß, mittelschwer, mittelprächtig. Aktuell sitzt Herr Müller auf seiner heimischen Toilette und entlässt seinen Darminhalt in die Schüssel. Alles. Es plumpst und platscht, dass es nur so eine Freude ist. Morgen ist der große Tag: Es wird gedarmspiegelt. Und es ist Herrn Müllers erstes Mal. Er hat sich diesen Tag damals mit der angemessenen Ehrfurcht im Kalender markiert. Mit Bleistift allerdings, um sich ein Hintertürchen offen zu halten.

Und auch aktuell ist Herrn Müllers Hintertürchen offen. Sperrangelweit. Ladung um Ladung verlassen Herrn Müller die Essensreste der letzten Tage. Herr Müller hat nicht nur das verordnete Abführmittel in der verordneten Menge zur verordneten Zeit geschluckt. Er hat sich auch ein Sudoku zurechtgelegt, das Fenster gekippt und für Klopapierreserven gesorgt. Man kann sagen: Er ist bereit, das alles mit einer gewissen Professionalität anzugehen. Trotzdem fragt sich Herr Müller in diesem Moment nachvollziehbarerweise: Warum tue ich mir das eigentlich an?!

Lassen Sie mich an Herrn Müllers Stelle antworten, denn er ist offenkundig mit anderem beschäftigt. Die kurze Antwort lautet: Darmkrebs ist eine ernste Sache, die möchte Herr Müller nicht haben. Die lange Antwort: Die Chance, dass ein Mann im Laufe seines Lebens an Darmkrebs erkrankt, liegt bei fünf Prozent. Das ist gar nicht mal so wenig. Wenn Sie zum Beispiel das nächste Mal ein Bundesligaspiel (wir sprechen hier von Fußball) gucken und Ihre Elf (inklusive der aktuell zugelassenen neun Ersatzspieler) einläuft, dann ist statistisch gesprochen einer dabei, den es irgendwann erwischen wird. Irgendwann im Leben, versteht sich, nicht irgendwann während der neunzig Minuten aufm Platz. Die Chance wiederum, dass man den Darmkrebs, *wenn's* einen denn erwischt, nicht überlebt, liegt bei 50 Prozent. Das ist viel. Sprich, wenn Sie die gegnerische Elf (plus die Ersatzbank) dazunehmen, dann ist bei zumindest einem Spieler dieser Partie das spätere statistische Schicksal schon mal geklärt: Ableben durch Darmkrebs. Damit ist Darmkrebs bei Männern die Krebstodesursache Nummer zwei. Nur an Lungenkrebs sterben Männer noch häufiger. Stellen Sie sich eine mittelgroße Stadt vor, zum Beispiel Kaiserslautern mit seinen rund 100.000 Einwohnern: Hier wird es pro Jahr circa 40 Neudiagnosen von Darmkrebs geben. Und 20 Grabsteine werden Jahr für Jahr deswegen geordert. Oder stellen Sie sich unseren Planeten als Ganzes vor: Hier werden jedes Jahr circa eine Million neue Fälle auftreten, sagen konservative Schätzungen. Und circa eine halbe Million Erdenbürger werden jedes Jahr an der Diagnose versterben. (Weniger konservative Schätzungen tendieren übrigens gerne mal zum Doppelten.)

Ob diese Zahlen Sie nun schocken oder, im Gegenteil, eher beruhigen, weiß ich nicht. Ich halte beides für möglich. Es sind jedenfalls die Fakten. Und die Fakten, so finde ich, sind immer ein guter Anfang, wenn es darum geht, eine Entscheidung zu treffen. Zurück also zu Herrn Müller (der seinerseits in der Kneipe übrigens auch gerne mal zum Doppelten tendiert). Er hat seine Entscheidung bereits getroffen. Und in diesem Kapitel werden wir ihm durch die sieben Phasen der Darmspiegelung folgen.

Phase 1: Alles muss raus. Da steckt Herr Müller, als wir ihn auf der Toilette antreffen, bereits mittendrin. Vor gut einer Stunde hat er den ersten Humpen Abführmittel getrunken. Außerdem einen Krug Wasser. Und einen Pott Tee. Das macht Laune. Denn das Abführmittel bindet die ganze Flüssigkeit, sodass der Dickdarm seine eigentliche Aufgabe, nämlich Dinge einzudicken, überhaupt nicht mehr hinbekommt. Stattdessen lawint sich eine glitschige braune Melange aus Stuhl und Flüssigkeit unaufhaltsam durch Herrn Müllers Darm. Schließlich bricht sie durch den After ins Tageslicht wie ein Rudel Viertklässler aus der Wasserrutsche. So reinigt sich sein Darm, Schritt für Schritt. Beziehungsweise: Shit für Shit.

So ähnlich wird das auch bei Ihnen sein. Die genauen Protokolle, wie viel Sie wovon wann trinken sollen, unterscheiden sich von Praxis zu Praxis und von Klinik zu Klinik. In der Regel gibt man Ihnen bei der Terminvereinbarung einen mehr oder minder professionell gestalteten Informationswisch zur Lektüre mit nach Hause. Da wird's draufstehen. Tipp vom Experten: Halten Sie sich dran. Denn wenn Sie das Abführprotokoll nicht ordentlich durchziehen, dann wird Ihr Darm auch nicht schön blank und leer sein. Und wenn er das nicht ist, dann findet auch Ihr Untersucher nicht, wonach er sucht. Und wenn er das nicht tut, dann können Sie es gleich lassen. Im Ergebnis sollte Ihre Darmwand nach dem Abführen von innen feucht-rosig und blank glänzen wie ein Regenwurm von außen. Dass Sie das nicht beurteilen werden können, ist klar. Ich vertraue Ihnen daher noch ein anderes Kriterium an: Ihr Stuhlgang sollte seinem Wesen nach überhaupt kein Stuhlgang mehr sein. Sondern: in Form und Farbe wie reinster Kamillentee. Sprich, das, was Sie oben schlucken, sollte unten bestenfalls recht unverändert wieder zum Vorschein kommen. Typischerweise wird man Ihnen nahelegen, bereits vier bis fünf Tage vor der Untersuchung nichts Körniges, Faseriges oder Schalenreiches mehr zu essen. Also Finger weg von den Rohkostplatten und Vollkornkörbchen, die Sie sonst so lieben. Ebenso sollten Sie nichts mit Kohlensäure trinken, weil die den Darmmatsch aufschäumt und so den Blick trübt. Spätestens ab dem frühen Vorabend der Untersuchung wird man Sie dann bitten, ganz auf feste Nahrung zu verzichten. Klare Flüssigkeiten – also Wasser, Tee, Brühe etc. – sind weiterhin erlaubt, sogar literweise erwünscht. Dann starten Sie mit dem Abführmittel. Sie bekommen für dieses Mittel in der Regel ein rosa Kassenrezept, das Sie in der Apotheke Ihres Vertrauens einlösen können. Es gibt hier verschiedenste Varianten: zitronig versus salzig, fertig versus Do-it-yourself usw. Aber alle haben das gleiche Ergebnis: Kurz nachdem Sie das Mittel zu sich genommen haben, startet Ihr Pendelverkehr Richtung Toilette. Also: Glück auf, Herr Müller!

Phase 2: Schlaf, Kindlein, schlaf. Der nächste Tag: In Herrn Müllers Darm herrscht inzwischen leere Stille, seine Tagesausflugstasche ist gepackt, sein Herz bereit. Beim örtlichen Gastroenterologen angekommen, gibt es noch mal eine kurze Unterredung mit dem Arzt. Dann darf Herr Müller seine Alltagshüllen fallen lassen und bekommt stattdessen eins dieser engelsgleichen Gewänder (das hintenherum gerne mal den Putten-Po freigibt) gereicht. Er bettet sich in ein frisches Bett und wird in den nächsten Raum gerollt. Ein Arzt pikst mit einer feinen Nadel in eine Vene an Herrn Müllers Unterarm. Hierüber bekommt Herr Müller, wie die meisten, dann gleich einen Schuss Schlummertrunk. Gängig sind Propofol (das kennen Sie vielleicht aus Michael Jacksons Einschlafapotheke) oder Midazolam (mit dem lyrischen Handelsnamen Dormicum.)
Wichtig für Sie (und Herrn Müller) zu wissen ist zweierlei. Erstens: Sie müssen, wenn Ihnen das aus welchem Grund auch immer suspekt ist, nichts gespritzt bekommen. Sie sind dann einfach wach während der Darmspiegelung. Das geht. Und es geht in der Regel sogar gut. Zweitens: Bei der Darmspiegelung gibt es, auch wenn Sie sich *für* die Narkose entscheiden, ohnehin keine *richtige* Narkose, keine Vollnarkose. Sie hängen nicht an irgendeiner Maschine, sondern atmen selbst (bzw. Ihr Körper tut das automatisch, so wie im Schlaf). Sie bekommen weder eine Maske übers Gesicht gestülpt noch irgendwelche Gerätschaften in den Rachen gestopft. Sie atmen die normale Raumluft, keine speziellen Gase aus Gasflaschen. Eigentlich ist es eher ein Schlaf- und Beruhigungsmittel, was Ihnen gespritzt wird, um die Sache für Sie etwas angenehmer

zu machen. Ebenso übrigens für Ihren Arzt: Denn wenn Sie entspannt sind, hat auch er in Ihrem Darmtrakt bei seinem Suchspiel mehr Ruhe.

Die verwendeten Stoffe haben dabei bewusst kurze Halbwertszeiten. Was heißt das? Es heißt: Wenn der Arzt aufhört, Stoff nachzuschieben, dann dauert es nicht lange, bis Ihr Körper wieder aus dem Dornröschenschlaf erwacht. Das hat den großen Vorteil, dass man die ganze Reise ins Traumland gut steuern kann und Sie nicht länger oder tiefer »weg« sind als nötig. Ein gutes Gefühl. Andererseits kann man rasch mal nachlegen, sollte der Arzt den Eindruck haben, dass Sie nicht tief genug schlummern. Auch ein gutes Gefühl.

Herr Müller segelt nun also Richtung Wolke sieben. Wir nutzen diesen flüchtigen Moment, um eine Frage zu beantworten, die sich Ihnen bestimmt längst in den Weg gestellt hat und die Sie Herrn Müller vielleicht ebenfalls gerne in den Weg gestellt hätten, ehe er das Abführmittel schluckte. Nämlich: Warum sollte man sich das alles überhaupt antun, wenn's einem doch gut geht? Zumindest *ging* es Herrn Müller bis vor der Untersucherei ja noch gut. Blendend, möchte man sagen! Warum also die Zeit opfern, die Nerven, die Klopapierrollen?

Also **Exkurs: Warum Darmspiegelung, wenn's Ihnen doch gut geht,** Herr Müller? Ich darf hier wieder für Herrn Müller antworten, denn das Propofol legt ihn gerade still. Und im Prinzip können Sie, lieber Leser, sich die Frage inzwischen ohnehin selbst beantworten. Denn mit Darmkrebs – und darum geht es ja bei der Darmspiegelung letztlich – ist es in vielerlei Hinsicht genauso wie mit Bluthochdruck auch: Man

merkt erst mal nichts davon (Stichwort: asymptomatisch), oder aber man merkt zwar was, aber das, was man merkt, ist so allerweltsmäßig, so banal, so häufig, dass es im Grunde genommen alles sein könnte (Stichwort: unspezifisch).
Lassen Sie uns zum besseren Verständnis kurz durch ein paar Medizinbücher und Statistiken spazieren: Darmkrebs wächst meist heimlich, still und leise. Solange er noch klein und brav ist, macht er meist sogar überhaupt keine Geräusche. Sie wären dann also bereits krank, würden davon aber nichts wissen. Kurz: Sie wären *asymptomatisch*. Nur etwa jeder fünfte Darmkrebs stellt sich mit Pauken und Trompeten vor, als akutes Problem, zum Beispiel durch einen Darmverschluss. Die Symptome wären dann: ungewohnte, heftigste Bauchschmerzen – plus manchmal Übelkeit, Erbrechen, Elend. Oder durch einen Darmdurchbruch. Die Symptome wären dann ganz ähnlich – plus manchmal Fieber, Schüttelfrost, Herzrasen, Luftnot und noch viel elenderes Elend.
Die allerallermeisten Darmkrebse schleichen sich hingegen eher an (bzw. ein). Sie machen dabei zwar manchmal Geräusche, aber keine, die überhaupt oder gar zwingend auf sie rückschließen ließen. Mediziner würden das, wie Sie inzwischen wissen, so formulieren: Die Geräusche sind *unspezifische* Symptome. Und bei unspezifischen Symptomen ist es am zielführendsten, die möglichen Gründe für die Symptome der Wahrscheinlichkeit nach abzuarbeiten, beim Allerallerwahrscheinlichsten angefangen zum Allerallerunwahrscheinlichsten hinab. Und bei denjenigen Gründen, die wirklich total unwahrscheinlich sind, kann es sogar das (medizinisch und menschlich) Vernünftigste sein, sie erst mal komplett auszu-

schließen. Ganz so, wie ein Knacken und Knistern im finsteren Walde in der Regel *nicht* von einem dort lauernden Serienmörder rührt, sondern bestenfalls von einem dort lauernden Eichhörnchen – oder einfach vom allgemeinen Hintergrundrauschen durch Wind und Wetter. Wenn man des Nachts im Wald irgendein Standard-Waldgeräusch hört, beruhigt man sich daher zu Recht mit der schieren Unwahrscheinlichkeit eines herantigernden Meuchelmörders und nicht mit der Un*möglichkeit* dessen. Und so ähnlich ist es auch mit der großen Palette unspezifischer Symptome, die den menschlichen Körper von Zeit zu Zeit plagen können – Kopfschmerzen, Bauchschmerzen, Rückenschmerzen, Durchfall, Verstopfung, allgemeines Schlechtfühlen etc. Sie sind einfach die Standard-Waldgeräusche unseres Organismus. Sie sind das Knacken und Knistern im Unterholz, das zwar rein theoretisch Vorbote des Todes sein könnte, es aber praktisch nie ist.

Im Falle von Darmkrebs könnte das Knacken und Knistern prinzipiell vieles sein. Ganz häufig liest man zum Beispiel vom (unspezifischen) Symptom der sogenannten veränderten Stuhlgewohnheiten. Aber was soll das überhaupt heißen? *Nicht* gemeint ist in jedem Fall Ihre Toilettenroutine: Es geht nicht darum, ob Sie das Fenster neuerdings immer vor statt wie bisher nach dem Klogang öffnen. Es geht auch nicht darum, ob Sie die Zigarette jetzt immer eher über links als über rechts abaschen. Und es geht auch nicht um Prozessoptimierungen im Bereich Falten und Wischen. Was gemeint ist: Sie sind eigentlich ein eher verstopfter Mensch, seit einigen Wochen aber total durchfällig. Oder: Sie sind eigentlich ein verlässlicher Dreimal-pro-Tag-Produzent, seit einigen

Wochen liefern Sie aber fast gar nicht mehr. Oder: Ihr Stuhl gleicht seit geraumer Zeit zunehmend einem dünnen, harten Bleistift (Fachterminus – kein Witz: Bleistiftstuhl) und nicht wie sonst einer generösen, dampfenden Wirtshauswurst. Neben den veränderten Stuhlgewohnheiten gibt es viele weitere mögliche unspezifische Symptome. Zum Beispiel das nagende Gefühl, beim großen Geschäft einfach nicht alles herauszubekommen. Oder: Bauchschmerzen, Bauchkrämpfe, Bauchwinde, Übelkeit, Erbrechen, Appetitlosigkeit, Gewichtsverlust, Schleim im Stuhl, Blut im Stuhl. Beim letzten Punkt horchen Sie vielleicht auf: Blut im Stuhl? Wer *da* nicht an was Böses denkt! Und natürlich haben Sie recht: Blut hat immer etwas Aufsehenerregendes. Da hält ein jeder kurz inne und fragt sich, woher es wohl kommt. Aber selbst bei diesem vergleichsweise dramatischen Symptom muss ich Sie – statistisch gesprochen – enttäuschen: Die Wahrscheinlichkeit, dass das Blut, das Sie in Ihrem Häufchen sichten, tatsächlich von einem Krebs im Darm kommt, ist ziemlich gering. Selbst wenn man die weitaus häufigeren Polypen (also die meist harmlose Vorstufe von Darmkrebs) dazuzählt, liegt sie allenfalls zwischen zwei und drei Prozent. Die mit Abstand häufigste Ursache ist dagegen total banal: Hämorrhoiden! Aber auch Divertikel (also kleine Aussackungen entlang des Darmtunnels) oder eine Analfissur (also ein kleiner Längsriss am Tunnelausgang) können dahinterstecken. Außerdem chronische Darmentzündungen oder Darmkeime. Und, und, und. Was folgert Sherlock aus alledem? Man kann sich auf seine Gefühle nicht verlassen! Denn man kann von sich aus in der Regel eben gar nicht *wissen*, ob einem was fehlt. Zumindest nicht in der frühen Phase der Erkrankung, in der man noch relativ unkompliziert und effektiv einschreiten könnte. Es ergibt also wenig Sinn, aus dem Mir-geht's-doch-gut ein Ich-habe-offensichtlich-keinen-Krebs zu machen. Und natürlich, natürlich, natürlich ergibt es ebenso wenig Sinn, ab jetzt hinter jedem Pups gleich den Tod zu vermuten. Was hingegen Sinn ergibt: Darmspiegelung. *Darauf* können Sie sich verlassen.

Sie merken, die Botschaft dieses Kapitels an die Darmspiegelungsskeptiker ist ziemlich genau die gleiche, die ich im letzten Kapitel für die Blutdruckmessskeptiker hatte. Denn wie bei Bluthochdruck ist es auch bei Darmkrebs so, dass das subjektive Wohl- oder Missempfinden in der Frühphase einfach kein guter Indikator ist, ob man nun erkrankt ist oder nicht. Was hingegen ein guter Indikator ist, ist das gezielte Nachschauen: im Fall von Bluthochdruck das Blutdruckmessen und im Fall von Darmkrebs eben die Darmspiegelung. Klar, der Aufwand bei der Darmspiegelung ist wesentlich höher. Aber das ändert nichts am Prinzip. Es ändert nur etwas an der Zielgruppe und der Häufigkeit, die bei der jeweiligen Vorsorge sinnvoll ist. Aber dazu am Ende mehr. Sehen Sie es mir also nach, dass ich Ihnen noch mal den Eintopf vom Vortag auftische. Denn so ist es eben mit den großen Wahrheiten (und Eintöpfen) des Lebens: Sie holen einen immer wieder ein.

Phase 3: Spieglein, Spieglein an der Wand entlang. Herr Müller wurde inzwischen behutsam in eine Art stabile Seitenlage gewendet. Selig schlummert er durch Zeit und Raum. Der Arzt nimmt nun ein sogenanntes Endoskop (»endo« von »rein« und »skop« von »schauen«) und taucht damit geschmeidig zwischen Herrn Müllers Pobacken durch den After in den Darmtunnel hinab. Dieses Endoskop ist im Prinzip einfach ein flexibler schwarzer Schlauch, gut einen Zentimeter dick (das ist etwas weniger als ein Nürnberger Rostbratwürstchen) und knapp eineinhalb Meter lang (das ist etwas mehr als eine Schwimmnudel im Seniorenpool). Am Ende des Geräts befinden sich ein Mini-Scheinwerfer und eine Mini-Kamera, mit der der Untersucher die rosige (und hoffentlich blitzeblanke) Darmwand abfilmt (sprich: »spiegelt«). Simultan kann er sich die Szene draußen am Bildschirm zu Gemüte führen.

Wenn man dem Untersucher zuguckt, wie er so vor dem Bildschirm steht, mit dem Steuergerät in den Händen, hochkonzentriert, erinnert er an einen Teenager vor der Nintendo-Konsole. (Nur ohne Chips und Pickel.) Auch er hat eine Mission, auch er hat alle Hände voll zu tun. Er steuert den Rumpf des Endoskops nach oben, unten, links, rechts. Dadurch betrachtet die Kamera neugierig die Darmwand ringsherum wie ein mutiger Wurm Nachbars Garten oder das Periskop eines U-Boots fremde Gewässer. Zum anderen kann der Doc über das Endoskop Kohlendioxid (oder einfach Luft) in den Darm pusten. Dadurch hebt sich die Darmwand etwas ab, und man hat einfach eine viel bessere Sicht. (So wie unter der Bettdecke, wenn man noch mal prüfen möchte, mit wem man da eigentlich kuschelt.) Zusammenfassend kann man also sagen: Während Herr Müller döst, ist der Arzt absolut busy. Und die wahre Arbeit kommt erst noch.

Phase 4: Die Entdeckung. Erspäht die Kamera in Herrn Müllers Darm nun etwas, das dem Doc verdächtig vorkommt, wird innegehalten. Verdächtig ist erstens natürlich alles, was auch nur im Entferntesten bösartig aussieht, also nach Darmkrebs. Verdächtig sind zweitens aber auch sogenannte Polypen. (So einer wird in genau diesem Moment auch bei Herrn Müller entdeckt.) Falls Sie bei Polypen nun eher an Nasen-Rachen-Rotz denken, ist das verständlich. Zum einen werden mit dem Wort »Polyp« manchmal einfach ungeplant vor sich hin wachsende Gewebsklöße bezeichnet. Und die gibt es eben nicht nur im Terrain des Gastroenterologen, sondern auch in den Hoheitsgebieten der HNO-Ärzte und -Ärztinnen. Zum anderen nennt der Volksmund auch die Rachenmandeln »Polypen«, obwohl die ja ein standardmäßig vorhandenes Organ sind und keine ungeplante Wucherung.

Bei Herrn Müller geht es aktuell jedoch ausschließlich um diejenigen Polypen, die im Darm vorkommen. Man findet sie im Rahmen der Vorsorge bei fast jedem zweiten Mann. Also erst mal kein Grund zur Panik für Herrn Müller. Stellen Sie sich diese Polypen wie kleine Hügel oder Champignons vor, die irgendwo auf der Tunnelwand wachsen und dann von oben oder unten oder links oder rechts in den Darm hineinragen. Diese Polypen werden, genau wie die krebsverdächtigen Kandidaten auch, bei der Darmspiegelung entfernt. Ja, entfernt! Einfach so. Dazu kann man *durch* das Endoskop (das – wir erinnern uns – gerade mal so dick ist wie ein Nürnberger Rostbratwürstchen) eine Mini-Zange oder Mini-Schlinge in den Darm vorschieben. Damit wird der Champignon dann gepflückt. Und fertig.

Warum aber werden auch die Polypen gepflückt (und sogar möglichst alle) und nicht nur der Krebs? Ein Champignon tut doch niemandem etwas zuleide! Nun, zum einen kann man sich nie so ganz sicher sein, was man da eigentlich sieht. Besser also, man lässt es nicht drauf ankommen. Und wenn man schon mal vor Ort ist, dann erst recht nicht. Und zum anderen: Was nicht ist, kann ja noch werden. Nehmen wir zum Beispiel die berühmte Mitgefangen-mitgehangen-Sequenz (die, wie Herrn Müllers Polyp, passenderweise ebenfalls mit einer Schlinge endet). Fleißige Forscher sind nun analog auch beim Thema Darmkrebs auf eine geradezu stiltypische Sequenz gestoßen: die sogenannte Adenom-Karzinom-Sequenz. Denn aus etwa jedem zehnten Polypen (Gewebstyp: Adenom) wird im Laufe der Zeit irgendwann einmal Darmkrebs (Gewebstyp: Karzinom). Ergo: Wer kein Karzinom will, sollte besser auch schon die Adenome ausmerzen. Auf der Zeitachse sprechen wir bei der Adenom-Karzinom-Sequenz meistens von Jahren. Ob und wann genau sich ein Polyp zu Krebs entwickelt, entscheidet letztlich das genetische Roulette. Dennoch gibt es Faktoren, die aufhorchen lassen sollten. Zum Beispiel die Größe: Je größer der Polyp, desto größer das Risiko. Polypen, die einen Durchmesser von weniger als fünf Millimeter haben, sind (bzw. werden) praktisch nie bösartig. Bei Polypen, die zwischen fünf und zehn Millimeter dick sind, liegt das Risiko schon bei knapp einem Prozent. Und so weiter. Auch die Geschwindigkeit, mit der ein Polyp wächst, ist wichtig: je schneller, desto gefährlicher. Außerdem gibt es noch bestimmte Merkmale, was Form und Oberfläche angeht, die Rückschlüsse auf das Risiko zulassen. Sie merken schon: Die Frage der Bösartigkeit kann man bei Polypen (wie übrigens auch bei Menschen) nicht mal eben so im Vorbeigehen in einem schlecht beleuchteten Tunnel klären. Deshalb zwackt (bzw. schlingt) der Arzt den Polypen

also einfach ab und befördert ihn mit raus ans Tageslicht. Dort wird der Polyp später einem Pathologen anvertraut, der sich das Ganze fein wie eine italienische Mortadella in Scheiben säbelt. Die Scheibchen begutachtet er dann in aller Ruhe unterm Mikroskop. Das dauert meist ein paar Tage (nicht das Begutachten, aber die ganze Logistik drumherum). Herrn Müllers Hausärztin wird also noch Post bekommen.
Während Herrn Müllers Koloskopie langsam, aber sicher ihrem Happy End entgegendriftet, nutzen wir die Zeit, um ein wunderbares Alleinstellungsmerkmal der Darmspiegelung unter den Vorsorgeuntersuchungen zu würdigen. Kehren wir kurz zum Blutdruckmessen ins letzte Kapitel zurück: Egal wie korrekt und emsig Sie messen, vom Messen allein wird Ihr Blutdruck nicht besser. Es handelt sich, wie bei fast allen Vorsorgen, um eine Untersuchung, die aufs reine Entdecken abzielt. Die Darmspiegelung hingegen ist eine Untersuchung für Entdecker *und* für Macher: Es ist nicht nur eine diagnostische Methode, sondern auch eine therapeutische Intervention. Sie ist also nicht nur in dem sehr losen Sinne präventiv, dass man sich um seine zukünftige Gesundheit sorgt – was, für sich genommen, am Verlauf der Dinge ja erst einmal nichts ändert. Nein, die Darmspiegelung ist auch präventiv im engeren Sinne: Sie senkt die Wahrscheinlichkeit, dass zukünftig Schlimmeres passiert. Sie deckt Darmkrebs nicht nur auf, sie verhindert ihn auch. Sie ist somit wie ein Zahnarzt, der Ihnen nicht nur mitteilt, dass Sie Karies haben, sondern die Karies eben auch gleich wegbohrt. Strike.
Phase 5: Aufwachraum. Herrn Müllers Darmspiegelung ist inzwischen beendet. Da eine Darmspiegelung in der Regel

zwischen 15 und 45 Minuten dauert, werden es bei unserem mittelgroßen, mittelalten, mittelprächtigen Herrn Müller bestimmt mittellange 30 Minuten gewesen sein. Er liegt nun in einem angenehm mild beleuchteten Nebenraum und hängt noch ein wenig dem Propofol nach. Das gibt uns Zeit (nach meiner obigen Schwärmerei für die besondere präventive Rolle der Darmspiegelung), ein weiteres wichtiges Alleinstellungsmerkmal dieser Vorsorge zu besprechen. Und das ist leider weit weniger bezaubernd: Es geht um die möglichen Komplikationen der Methode. Denn während das bloße Blutdruckmessen den Bluthochdruck zwar einerseits nicht heilt, ist andererseits vom Blutdruckmessen aber auch noch keinem der Arm abgefallen. Ganz so harmlos ist die Darmspiegelung leider nicht.

Daher folgender kurzer **Exkurs: Ist eine Darmspiegelung gefährlich?** Prinzipiell kann bei der Koloskopie natürlich das ein oder andere passieren. Schlimmstenfalls durchbricht das Endoskop (also unser schwimmnudellanges Rostbratwürstchen) bei seinem Tauchgang die Darmwand. Das ist in vielerlei Hinsicht schlecht. Sehr schlecht. Aber es ist auch sehr selten: In einer soliden Studie aus dem Jahr 2017, die speziell das Risiko der Vorsorge-Koloskopien unter die Lupe genommen hatte, traten nur bei vier der über 5000 untersuchten Patienten solche Darmdurchbrüche auf. Und keine dieser vier Perforationen verlief am Ende tödlich.

Deutlich häufiger hingegen traten Darmblutungen auf. Prinzipiell ist eine kurze, überschaubare Blutung natürlich zu erwarten, wenn man so mir nichts dir nichts einen Polypen kappt. Nicht zu erwarten ist jedoch, dass die Blutung so stark ausfällt, dass man aktiv Gegenmaßnahmen ergreifen muss, um den Blutfluss zu stoppen. Solche *behandlungsbedürftigen* Blutungen gibt es der Studie zufolge bei 0,3 Prozent aller Patienten, also bei 16 der beobachteten gut 5000 Menschen. Von diesen 16 mussten fünf ins Krankenhaus eingewiesen werden, weil die Blutungen so stark waren. Aber auch hier gab es am Ende keine Todesfälle zu beklagen.

Ein weiteres Risiko ist das Narkosemittel. Propofol kann zum Beispiel Ihrem Kreislauf arg zusetzen. Das ist einerseits eine Frage der Dosis, andererseits eine Frage Ihres Kreislaufs. Sie sollten also in jedem Fall all Ihre Vorerkrankungen auf den Tisch legen, bevor man Sie in den Dornröschenschlaf schickt. Belastend für den Kreislauf (und den Blutzuckerhaushalt) können im Vorfeld natürlich auch die sturzbachartige Darmentleerung und das lange Fasten sein. Wenn Sie schon etwas älter sind, sollten Sie sich für das ganze Projekt also vielleicht nicht gerade einen glühend heißen Sommertag aussuchen. Und ganz ans Ende der Tagesliste sollte man Sie in der Arztpraxis oder Klinik auch nicht setzen.

Darüber hinaus hat auch die Luft (bzw. das Kohlendioxid), die benutzt wird, um Ihren Darm zu weiten, Nebenwirkungen. Meist allerdings recht banale: Ziepen und Ziehen im Bauchraum zum Beispiel oder die ein oder andere inopportune Blähung.

Herr Müller hat in jedem Fall alles bestens überstanden. Er durfte inzwischen noch ein wenig wattig-weich schlummern. Jetzt packt er seine Tasche – und darf gehen. Einfach so. Denn das Ganze ist ja eine ambulante Geschichte. Klar, aufgrund des Propofols sollte er die nächsten 24 Stunden nicht

Auto fahren (also Taxi zur Feier des Tages) und keine schweren Maschinen bedienen (Fernbedienung und Flaschenöffner sind okay). Prinzipiell dürfte er sogar direkt wieder futtern, hält aber aufgrund des abgeknipsten Polypen noch eine kleine Schonfrist ein. Am Abend liegt er jedenfalls wieder zu Hause in seinem eigenen Bett: geschafft.

Phase 6: Wait for it. Nun ja: Herr Müller hat es *fast* geschafft. Beinahe hätten wir die Mortadella unterm Mikroskop des Pathologen vergessen. Dieser stellt sich bei deren Betrachtung im Wesentlichen die Frage: Ist der aus dem Darm gefischte Fund wirklich gutartig oder doch bösartig oder irgendwas dazwischen? Dazu gibt es einen ganzen Katalog an faszinierenden Kriterien und Methoden, deren Besprechung dieses Kapitel aber (leider!) komplett explodieren lassen würde. Wir konzentrieren uns daher auf die Konsequenzen: Ist der Befund bösartig, heißt das, der Patient hat Darmkrebs. Das hat dann eine ganze miese Palette an weiteren Untersuchungen und Arztgesprächen zur Folge. Am Ende steht meist irgendeine Kombination aus OP, Chemotherapie und manchmal auch Bestrahlung. Das möchte man keinem wünschen, schon gar nicht Herrn Müller. Andererseits (so denkt sich Herr Müller gerade, als er noch einmal melodramatisch aus dem heimischen Schlafzimmerfenster blickt): *Falls* man Darmkrebs hat, dann besser jetzt wissen als nicht wissen. Schließlich macht man die ganze Sache ja genau deshalb.

Stellt der Pathologe unterm Mikroskop hingegen das Gütesiegel ›gutartig‹ aus, so heißt das Entwarnung. Man zieht dann lediglich den Zeitpunkt der nächsten Darmspiegelung vor, weil das Grundrisiko etwas erhöht ist, dass wieder was kommt. Bei einem völlig unauffälligen Darm wäre die nächste Vorsorge-Koloskopie nur maximal noch ein weiteres Mal im Leben, und zwar frühestens nach zehn Jahren, dran. Je nach Größe der Polypen (Millimeter versus Zentimeter), ihrer Beschaffenheit (komplett gutartig versus schon ein bisschen verkorkst) und Anzahl (alleinstehend versus im Rudel) würde man jedoch schon nach fünf oder drei oder sogar einem Jahr die nächste Koloskopie empfehlen.

Das Urteil des Pathologen gibt's, wie gesagt, in jedem Fall erst einige Tage bis Wochen nach der Darmspiegelung, und zwar üblicherweise per Post an die Hausärztin. Während Herr Müller also nun ein paar Tage Zeit hat, das Ganze zu verdauen, haben wir Zeit für zwei letzte kleine Exkurse. Es geht um zwei Fragen mit ordentlich Zündstoff. Auch Herr Müller wird sich diesen Fragen die nächsten Tage an den Gartenzäunen und Kneipentresen der Stadt stellen müssen, wenn er dort seine Koloskopie-Story lanciert.

Exkurs: Bringt die Darmspiegelung überhaupt was? Nach allem, was ich Ihnen bisher erzählt habe, würde Herr Müller sagen: »Gefühlt ja!« Manche Wissenschaftler haben aber jahrelang gesagt: »Gefühlt vielleicht.« Das überrascht, wenn man bedenkt, dass das Deutsche Krebsforschungszentrum schon 2010 selbstbewusst verkündete, man habe bereits an die 100 000 Fälle von Darmkrebs verhindert. Und da feierte die Koloskopie (als allgemein empfohlene und bezahlte Krebsfrüherkennung) gerade erst ihren achten Geburtstag! Woher die Skepsis einerseits und die glorreichen 100 000 andererseits? Um das beantworten zu können, müssen wir kurz der Frage nachgehen, wie man in der Medizin eigentlich etwas beweist. Wenn Sie das gar nicht wissen wollen (ich würde es Ihnen verzeihen!), überspringen Sie einfach die nächsten paar Absätze und merken sich die 100 000. Oder Sie raunen ein eingeweihtes »Da gibt's Studien zu« über die Bierflasche hinweg.

Für alle anderen: Hier geht's lang. Also noch mal: Wie würde man beweisen, dass die Vorsorge-Koloskopie tatsächlich was bringt? Natürlich könnte man einfach die Koloskopien zählen und die dabei herausgefischten Darmkrebsfälle und Polypen. (Bei den Polypen müsste man dann nur noch berücksichtigen, dass ja nicht *alle* zu Darmkrebs werden.) Da käme man dann schnell auf die 100 000 in acht Jahren. Aber schon bei der Frage, aus wie vielen Polypen Krebs wird, müsste man andere Studien oder Schätzungen zu Rate ziehen. Denn die herausgefischten Polypen sind ja nach der Darmspiegelung – weg! Man wird also nie erfahren, was aus genau *diesen* Polypen geworden wäre. Warum ist das problematisch? Nun, vielleicht ist es zum Beispiel so, dass Menschen, die zur Darmkrebsvorsorge gehen, gesundheitsbewusster sind als andere. Sie rauchen vielleicht auch seltener, treiben mehr Sport, essen gesünder und bringen weniger Kilos auf die Waage. Das alles aber sind protektive, also schützende Faktoren, sprich: Sie machen Darmkrebs unwahrscheinlicher. Und weil das so ist, wären bei diesen Vorsorgemenschen vielleicht viel *weniger* der gefundenen Polypen später zu Darmkrebs geworden. Wer einfach nur mitzählt und hochrechnet, wird den Nutzen der Kolos also überbewerten. Erstens.

Zweitens müsste man berücksichtigen, dass sich manch ein Darmkrebs auch ohne Koloskopie gemeldet hätte. Das pas-

siert wie besprochen zwar selten im Anfangsstadium, irgendwann dann aber schon. Auch hier überschätzt man also vielleicht den Nutzen der Kolos, wenn man nur die bloßen Entdeckungen zählt und hochrechnet.
Drittens gibt es Menschen, die zwar *mit* Darmkrebs, aber nicht *an* Darmkrebs sterben. Bisweilen sieht erst der Pathologe bei der Obduktion (oder eben der liebe Gott im Himmel), dass der Patient übrigens *auch* Darmkrebs hatte. Verstorben ist er vielleicht ganz old school an einem Herzinfarkt. Sprich: Auch diese Fälle müsste man rausrechnen, weil hier die Entdeckung des Darmkrebses für die Biografie des Patienten offensichtlich keinen Unterschied gemacht hätte. Jedenfalls keinen Unterschied zum Besseren. Somit »nützt« also auch hier die Koloskopie nichts. (Wenngleich sich der Arzt bestimmt bei jedem einzelnen Fang denkt: Mensch, gut, dass wir den erwischt haben! Aber Ärzte sind ja auch keine Hellseher.) Und viertens: Nach acht Jahren Koloskopie kann man ohnehin von den meisten Männern noch nicht sagen, woran sie am Ende tatsächlich gestorben sind oder wären – weil sie nämlich noch leben.
Erstens, zweitens, drittens, viertens! Sie sehen: Wenn man erst mal Lunte gerochen hat, wie und wo sich überall Fehler einschleichen können, kann man gar nicht mehr aufhören mit dem Zündeln. Wir müssen das aber jetzt tun. Also löschen wir das Ganze, und ich erzähle Ihnen stattdessen direkt, wie man es *bestenfalls* macht: Man nimmt sich zunächst einmal eine Gruppe Männer, die eine Darmspiegelung gemacht haben. Je größer die Gruppe desto besser. Denn je mehr Menschen man untersucht, desto sicherer kann man sich sein, dass der

Zufall keine Rolle mehr spielt. Sagen wir also mal salopp: 100 000. Diese Gruppe paart man nun (statistisch) mit einer gleich großen, gleich alten, gleich gesunden Gruppe Männer, die *keine* Darmspiegelung bekommen haben. Dann beobachtet man die Lebensläufe beider Gruppen eine gewisse Zeit lang (sagen wir mal zehn Jahre) und schaut, wem es am Ende besser geht. Das vermeidet auf einen Schlag schon mal unzählige statistische Lücken und Tücken. Rums.

Und noch was: Einfacher ist es zwar, die Geschichte vom Ende her zu lesen, indem man sich die Männer direkt zehn Jahre *nach* einer Darmspiegelung ausguckt – und dann einfach in der Akte rückwärts blättert. Das nennt man eine *retrospektive* Studie. Sie dauert oft nur zehn Minuten pro Patient. Besser ist es aber, man zäumt das Pferd von vorne auf und beginnt die Beobachtung am Tag der Darmspiegelung – für die nun folgenden zehn Jahre. Das nennt man dann eine *prospektive* Studie. Sie dauert, nun ja, mindestens zehn Jahre. Diese Art des Studiendesigns ist viel, viel weniger fehleranfällig. Sie ist allerdings auch viel, viel aufwendiger. Besonders aufwendig ist sie, wenn man die Männer *zufällig* der einen oder anderen Gruppe zuordnen will. Und *besonders* besonders aufwendig wäre es, wenn es für alle ein Geheimnis bleiben soll, bei wem wirklich koloskopiert wurde und bei wem nicht. (Warum der Aufwand? Damit sich alle – Teilnehmer, Ärzte, Angehörige – genau so verhalten, wie sie es sonst auch getan hätten, und die Darmspiegelung wirklich der einzige Unterschied zwischen den Gruppen ist.) Und wenn man dann aus den zehn Jahren noch ein »Bis dass der Tod uns scheidet!« macht – sprich: Man beobachtet möglichst alle Teilnehmer

bis zum jeweiligen Lebensende –, dann hat man sich echt ein Mammut ans Bein gebunden.
Aber was für ein fantastisches Mammut! Denn so eine Art wissenschaftliche Untersuchung ist meistens der beste Beweis, den man je bekommen wird. Ever! Bei vielen kontroversen Themen der Medizin sagen die (guten) Wissenschaftler daher: Das muss es uns wert sein, den Aufwand. Klar, Ihr Lieblingskommissar aus dem »Tatort« muss nur die richtigen Fingerabdrücke auf der richtigen Waffe identifizieren, wenn er etwas beweisen will. So einfach haben es Wissenschaftler mit ihrem Krams aber selten – zumindest, wenn sie sich mit der Welt da draußen beschäftigen und nicht mit Versuchskaninchen und Reagenzgläsern (was natürlich auch seine Berechtigung und seine Tücken hat).
So. Ich denke, ich habe Ihre Geduld jetzt ausreichend strapaziert. Was *sagen* denn nun die tollen Studien mit dem tollen Design, das ich Ihnen gerade so toll erklärt habe? Da, ähem, müssen Sie nun ganz tapfer sein: Es gibt sie nämlich nicht! Autsch. – Und *das* ist der Grund, warum viele Wissenschaftler (und Journalisten) das mit der Koloskopie skeptisch sehen. Zumindest *haben* sie es lange skeptisch gesehen. Inzwischen gibt es nämlich Licht im Dunkel. (Meiner Meinung nach ganz offensichtlich sogar genug Licht, um ein Buch zu schreiben und allen zu sagen: Let's go Darmspiegelung!) Zum einen hat sich die Wissenschaft inzwischen eindeutige Belege erarbeitet, dass zumindest eine reduzierte Version der Koloskopie, die sogenannten Sigmoidoskopie – manche nennen sie liebevoll die *kleine* Darmspiegelung – was bringt: Statistisch gesprochen wird je 500 (kleinen) Darmspiegelungen ein

Mensch vor dem Darmkrebstod bewahrt. Es ist also nicht nur bewiesenermaßen so, dass man mit der Vorsorge-Darmspiegelung mehr entdeckt als ohne, sondern auch, dass am Ende wirklich Menschen vor dem Darmkrebstod bewahrt werden. Und darauf kommt's ja an. Die Studien, die das bewiesen haben, sind von der Machart her sehr, sehr gut. Sie sind von der Sorte Mammut.

Und auch zur »richtigen«, zur großen Darmspiegelung, der Koloskopie, gibt es inzwischen bessere Studien als noch vor zehn Jahren. In diesen Studien kommt die große Darmspiegelung *mindestens* so gut weg wie die kleine. Und das leuchtet auch ein: Erstens kann man bei der großen Darmspiegelung Ihren Darmtunnel mindestens so gut unter die Lupe nehmen wie bei der kleinen, und zweitens fährt man dabei ja noch ein ordentliches Stück weiter in den Darmtunnel hinein. Klar, dass man dann auch mindestens so viel entdeckt. Und ja, die große Darmspiegelung ist zwar auch etwas risikoreicher, aber wenn Sie mich fragen, ist es das absolut wert, denn *ernste* Probleme sind bei beiden Verfahren sowieso sehr, sehr selten.

An dieser Stelle: Welcome back, liebe Leser, die Sie uns oben verlassen haben! Bitte Bierflasche (bzw. Beaujolais) beiseitestellen und wieder mitlesen. Denn es gibt noch einen letzten knackigen Snack, der wunderbar zum Thema passt, nämlich folgenden **Exkurs: Gibt's denn zur Darmspiegelung keine (angenehmeren) Alternativen?** Die Antwort ist ein entschiedenes Jein: Ja, es gibt Angenehmeres; aber nein, es sind keine echten Alternativen. Gehen wir's kurz durch. Alternative eins: Kann man nicht einfach warten, bis man Symptome bekommt? Keine gute Idee. Wir sprachen bereits darüber. Kurz zusammengefasst ist Darmkrebs einerseits genau die Sorte Problem, die man klein und früh erkennen muss, um eine faire Chance zu haben. Andererseits ist es auch genau die Sorte Problem, die nicht gerade mit dem Zaunpfahl winkt, wenn sie noch klein und früh ist.

Alternative zwei: Was ist mit Ultraschall, Röntgen, CT, MRT und so? Nun, im Ultraschall sieht der Darm meistens aus wie eine Schüssel Wurstsalat, auf dem Komposthaufen, im Schneegestöber. Man braucht schon ein gutes Gerät und einen guten Arzt und einen guten Tag, um da irgendwas Zählbares zu erkennen, geschweige denn einen nur wenige Millimeter großen Polypen. Beim Röntgen hat man noch schlechtere Chancen. Denn das 2-D-Bild ist ja schlichtweg die Summe vieler übereinander projizierter 3-D-Organe (so ähnlich wie bei einem chaotischen Schattenspiel im Kindergarten). Da geht eine kleine Darmausstülpung einfach unter; oder sie ist so blöd angeschnitten, dass man sie gar nicht als Ausstülpung erkennt. CT und MRT haben zwar sozusagen eine bessere Auflösung und durch die Schnittbildtechnik de facto kein 2-D/3-D-Problem. Aber auch sie sind nicht annähernd so zuverlässig im Entdecken wie die Darmspiegelung. Vor allem aber: Selbst wenn man im CT oder MRT was Verdächtiges findet, so kann man es dann natürlich weder entfernen noch eine Gewebeprobe entnehmen. Denn es sind eben nur diagnostische Methoden (entdecken!) und nicht, wie die Darmspiegelung, diagnostische Methode und therapeutische Maßnahme in einem (entdecken *und* machen!). Also landet man, wenn man's nach dem CT oder MRT genau wissen will, sowieso wieder bei der Darmspiegelung.

Alternative drei: Wie sieht es mit einer Stuhlprobe aus? Kann man *damit* nicht einfach rausfinden, ob stromaufwärts alles gut ist – ohne gleich mit einer Kamera im Bauch rumkurven und einen Menschen in den Propofol-Schlaf bugsieren zu müssen? Falls Ihnen diese Idee auch schon in den Sinn gekommen ist: Respekt! So denkt ein gewiefter Wissenschaftler. Und tatsächlich gilt Folgendes: Wir hatten ja bereits besprochen, dass Blut im Stuhl manchmal ein Frühsymptom von Darmkrebs sein kann. Nun ist es mit Blut im Stuhl aber häufig so, dass kleine Mengen im großen Mischmasch einfach untergehen. Man sieht es mit bloßem Auge oft schlichtweg nicht. Daher hat man smarte Tests entwickelt, die auch *verstecktes* Blut in unseren Ausscheidungen nachweisen. Die neue Generation dieser Tests kennen Sie vielleicht unter den Namen FIT oder iFOBT. Das »i« hat hier nichts mit Steve Jobs (Er ruhe in Frieden!) zu tun. Es steht für »immuno-chemisch« oder »immunologisch« und benennt schlichtweg die Technik. (Für die Wissbegierigen unter Ihnen: Das F steht für »fäkal«, das O für »okkult« – also »versteckt« – und das T einfach für »Test«).
Diese neue Generation der Stuhltests weist also Blut – und nur Blut – recht zuverlässig nach. So weit, so gut. Es gibt jedoch zwei Probleme: Erstens geht Blut im Stuhl nicht immer mit Darmkrebs einher und Darmkrebs nicht immer mit Blut im Stuhl. (Wir sprachen bereits darüber.) Daher ist der Test sowohl manchmal falsch-positiv (Test schlägt an, aber Patient hat gar keinen Darmkrebs) als auch manchmal falsch-negativ (Patient hat Darmkrebs, Test schlägt aber nicht an). Der Stuhltest liefert also nicht die Sicherheit einer Darmspiegelung, und man kommt über ihn natürlich auch nicht an

eine Gewebeprobe ran. Das zweite Problem: Sollte der Test anschlagen, muss sowieso eine Darmspiegelung gemacht werden. Denn der Stuhltest gibt ja bestenfalls den Hinweis, *dass* es (vielleicht) ein Problem gibt. Er *löst* das Problem aber nicht. Also Stuhltest hin oder her: Der Tumor würde in ihrem Darm einfach unbehelligt weiterwachsen.

Trotzdem, in Summe: besser Stuhltest als gar keine Vorsorge. Zumindest gilt das, *sofern* Sie bereit sind, im Anschluss ggf. eine Darmspiegelung machen zu lassen. Wir schauen uns kurz die Zahlen an: Für die neue Test-Generation gibt es noch keine guten Langzeitstudien. Aber schon für die alte Generation (die wirklich deutlich schlechter funktioniert hat) konnte nachgewiesen werden, dass von 1000 Männern, die alle zwei Jahre einen Test machen, nur sechs (statt der statistisch erwartbaren sieben) an Darmkrebs sterben werden. Schon die alte Testgeneration rettete also einen von 1000 Männern (die mitmachen) vor diesem Tod. Die Zahlen werden bei den FITs bzw. iFOBTs besser ausfallen. Fest steht aber schon jetzt: Die Tests wirken. Daher wurden sie auch im Standardschema der Darmkrebsvorsorge institutionalisiert. (Dazu gleich mehr.)

Noch einmal aber das ganz wichtige Aber: Die ermutigenden Zahlen sind eben nicht die Solo-Leistung des Stuhltests, sondern des Duos Stuhltest *plus* Darmspiegelung. Und daher müssen Sie sich fragen, ob Sie dann nicht lieber gleich die echte Vorsorge machen wollen. Denn wenn Sie *definitiv* keine Darmspiegelung wollen, ergibt auch der Stuhltest keinen Sinn. Das wäre, als wenn Sie sich den IKEA-Katalog nach Hause kommen lassen, obwohl Sie schon wissen, dass Sie auf gar keinen Fall etwas kaufen werden. Klar, manche (ich zum

Beispiel) machen das so. Aber ich kann Ihnen versichern: Ihr Stuhlgang ist als Lektüre nicht annähernd so unterhaltsam wie ein Möbelkatalog.

Vielleicht sagen Sie sich nun trotzdem: »Na, dann mach ich doch erst mal den Stuhltest! Und dann sehen wir weiter.« Das kann man, wie gesagt, machen, ja. Ich darf Sie aber noch mal an Problem Nummer eins erinnern: Der Stuhltest kann *fälschlicherweise* negativ sein! Das heißt: Sie haben Darmkrebs, der Test schlägt aber nicht an. Sie würden sich also in falscher Sicherheit wiegen und auf die Darmspiegelung verzichten – bekämen aber später die Rechnung. Ich für meinen Teil hätte die Rechnung, wenn es denn eine gibt, jedenfalls lieber gleich. Zum Thema Stuhltests noch eine Warnung: Es gibt inzwischen neben dem FIT bzw. iFOBT noch andere neue Stuhltests. Namentlich: den M2-PK-Stuhltest und den DNA-Stuhltest. »DNA« klingt (egal, ob es um Hautcreme oder Fäkalien geht) natürlich erst mal ziemlich spektakulär und irgendwie wissenschaftlich. Bisher gibt es jedoch keinen Beleg dafür, dass diese Tests tatsächlich Ihre Chancen verbessern, nicht an Darmkrebs zu sterben. In jedem Fall sind sie teurer und ineffizienter als das aktuelle Standardprozedere. Und zwar auch für *Ihren* Geldbeutel. Die Tests sind nämlich IGeL-Leistungen, Sie müssen sie also selbst bezahlen. Mein Rat: Lassen Sie die Finger davon. Die nachweislich wirksame Darmspiegelung und die Vorsorge-FITs bzw. Vorsorge-iFOBTs übernehmen die gesetzlichen Krankenkassen, ohne mit der Wimper zu zucken. Fokussieren Sie sich hierauf.

Zuletzt noch zur Alternative vier: Ginge es nicht genauso gut mit weniger großem Gerät und/oder weniger tief in den Darm hinein? Da wäre zum Beispiel die manchmal zuneigungsvoll als »kleine Hafenrundfahrt« bezeichnete digital-rektale Untersuchung. Sprich: der mit Vaseline umschmeichelte ärztliche Finger kreist einmal im Po herum und tastet nach Verdächtigem. (Sie sehen: Die Untersuchung ist *nicht* digital. Sie ist ein ausgesprochen analoges Erlebnis. »Digital« kommt hier von »Digitus«, dem Finger.) Die Chance, dabei Darmkrebs zu ertasten, ist jedoch aus vielerlei Gründen gering.

Viel besser stehen die Chancen bei der Sigmoidoskopie, die wir vorhin schon kennengelernt hatten. Sie wird manchmal, wie gesagt, auch als *kleine* Darmspiegelung bezeichnet. Aber Achtung: Bitte die Sigmoidoskopie nun nicht mit der sogenannten kleinen *Hafenrundfahrt*, also der Untersuchung mit dem bloßen Finger, verwechseln. Die Sigmoidoskopie ist meinetwegen die mittlere Hafenrundfahrt. (Übrigens: Wenn Ihnen ein Urologe sagt, er will jetzt eine Hafenrundfahrt *in Ihrer Blase* machen, so ist das noch mal was anderes: nämlich eine Zystoskopie. Sie sehen: Wenn Ärzte versuchen, in Bildern zu sprechen, geht das gerne mal nach hinten los.) Bei der Sigmoidoskopie kommt jedenfalls auch eine Kamera zum Einsatz, aber kein Abführmittel, sondern nur ein kurzer Einlauf vor der Untersuchung. Und statt des ganzen Dickdarms bekommt der Arzt nur ungefähr den letzten halben Meter vor die Linse. Das ist insofern nicht schlecht, als dass zwei Drittel der Tumore auch genau hier sitzen. Andererseits ist es aber doch schlecht, dass eben *nur* zwei Drittel der Tumore hier sitzen. Trotzdem gibt es auch bei der Sigmoidoskopie einen nachweisbaren positiven Effekt auf die deutsche Patientengesundheit: Wir sprachen darüber. (Und dass sie sogar besser erforscht und belegt ist als die »richtige«, die große Darmspiegelung, wissen Sie auch.) Bezahlt wird sie von den Krankenkassen allerdings nicht, was wahrscheinlich konsequent ist, denn die große Darmspiegelung muss ja *mindestens* so gut sein (sagt die Logik) und dabei nicht signifikant teurer (sagt die Buchhaltung).

Absolut *keine* Alternative ist übrigens eine Magenspiegelung. Ich stelle das nur kurz klar, weil meine Patienten hier tatsächlich ab und an verwirrt sind. Die Magenspiegelung untersucht zwar prinzipiell den gleichen Tunnel (also Ihren Gastrointestinaltrakt) und nutzt dafür den Ihnen vielleicht sympathischeren Eingang (Mund statt After), sie kommt dabei aber nicht über den Horizont des Magens hinaus. Von dort sind es bis zum Dickdarm (wo sich Darmkrebs fast immer befindet) aber noch ganze fünf Meter. Und zwar fünf Meter wild gewickelter Dünndarm. Die Magenspiegelung hat also natürlich für Angelegenheiten *des Magens* ihre Berechtigung. Und auf dem Weg dorthin auch für praktisch alles, was die Speiseröhre betrifft. Aber für Darmkrebs: keine Chance.

Phase 7: Ende gut, alles gut. Zurück zu Herrn Müller. Zwei Wochen sind inzwischen vergangen. Er sitzt bei der Hausärztin seines Vertrauens. Sie öffnet in diesem Moment einen Briefumschlag. Es ist der amtliche Bericht des Gastroenterologen einschließlich der Verse des Pathologen. Da steht drin: alles gut. Herr Müller atmet auf. Stolz paart sich mit Erleichterung – eine fabelhafte Mischung. Verabschieden wir also Herrn Müller und überlassen ihn seinen Gefühlen und seiner Ärztin.

Auch Sie werden gleich ins nächste Kapitel entlassen. Zuvor aber noch kurz die Fakten zum Vorsorgeprozedere: Da das Darmkrebsrisiko mit dem Alter zunimmt und in jungen Jahren noch recht gering ist, macht die Koloskopie als allgemeine Vorsorge erst für die Ü-50er unter uns Männern Sinn. Für sie bezahlen alle gesetzlichen Krankenkassen zwei vorsorgliche Darmspiegelungen, und zwar im Abstand von mindestens zehn Jahren. (Sollte man bei der ersten was finden und empfiehlt Ihnen dann ein kürzeres Intervall, so zahlt die Krankenkasse natürlich auch diese vorgezogene zweite Untersuchung.)

Vor dem 50. Lebensjahr brauchen Sie dagegen im Allgemeinen noch nicht zur Kolo. Es gibt jedoch zwei Ausnahmen. Erstens: Sie haben (oder hatten) enge Verwandte mit Darmkrebs. Dazu zählen Eltern und Geschwister. (Das betrifft übrigens immerhin drei von zehn Männern.) In diesem Fall wird man Ihnen schon früher und öfter zu Darmspiegelungen raten. Wie früh und wie oft? Dazu lassen Sie sich am besten bei einem Gastroenterologen beraten. Er bespricht mit Ihnen, was für Ihre individuelle Situation sinnvoll ist.

Zweitens: Sie haben suspekte Symptome, die vielleicht für Darmkrebs sprechen. Hier sollte Ihr erster Ansprechpartner Ihre Hausärztin sein. Denn ob Ihre Symptome wirklich suspekt sind und ob wirklich eine Darmspiegelung gemacht werden muss, das ist eine wirklich, wirklich knifflige Frage. Diese Frage lässt sich am besten über die hohe Kunst der Differentialdiagnostik angehen. Und raten Sie mal, wer in dieser Kunst so richtig gut ist? Genau: Ihre Hausärztin. Und wissen Sie übrigens, wer darin so richtig schlecht ist? Google.

Die beiden Ausnahmen bezahlen die gesetzlichen Krankenkassen übrigens auch. Zudem zahlen die Kassen für diejenigen, die lieber keine Darmspiegelung wollen, die sinnvollste Alternative, nämlich den FIT bzw. iFOBT, also den Test auf verstecktes Blut im Stuhl. Zwischen 50 und 55 kann er einmal pro Jahr als Kassenleistung in Anspruch genommen werden. Ab 55 auch, dann aber nur noch alle zwei Jahre. Entscheidet man sich für die Darmspiegelung, wird der Stuhltest dann nicht mehr bezahlt. Das ergäbe vorsorgetechnisch auch wenig Sinn, denn eine Doppelt-hält-besser-Strategie hat keinen nachweisbaren Vorteil gegenüber einer Entweder-oder-Strategie.

Sie sehen: Weil das Problem dieses Kapitels (also Darmkrebs) einerseits viel seltener auftritt als das Problem des letzten Kapitels (also Bluthochdruck), der Aufwand andererseits aber wesentlich größer ist, unterscheidet sich die Taktik: Blutdruckmessen für jeden alle sechs Monate viermal am Tag? Gute Idee! Darmspiegelung für jeden alle sechs Monate viermal am Tag? Keine so gute Idee. Es ist so, wie es im Übrigen auch mit Klamotten, Blumensträußen und Hygiene ist: Der Aufwand sollte dem Anlass entsprechen.

So weit die Fakten. Die Entscheidung liegt nun bei Ihnen. Klar, eine Kolo ist kein Spaziergang durch den Kirschblütengarten. Aber sie bringt was. Und sie ist absolut machbar. Sie schaffen das.

3

SUGAR-DADDY

Diabetes

A **wie Alphabet.** Willkommen zurück! Ich muss Ihnen gleich gestehen: Ich habe einen Fehler gemacht seit dem letzten Kapitel. Während Sie vermutlich einfach Kartoffeln abgießen und Erdnussflips hamstern waren, bin ich im Treppenhaus auf meinen Nachbarn geprallt. Ich wollte eigentlich nur kurz den Müll runterbringen, frische Luft schnuppern, Nackenmuskulatur lockern, so was eben. Daraus wurde dann aber nichts. Herr Nachbar nagelte mich umgehend fest, nach allen Regeln der Smalltalk-Kunst Ich bin in so was eigentlich nicht schlecht, aber heute war ich irgendwie nicht in Form. Hilflos ja-ja-te und a-ha-te ich mich von einem Thema zum nächsten. »Es soll ja wärmer werden.« Und so weiter. Schließlich plapperte ich kurzerhand das mit dem Buch hier aus, dass ich daran schreibe. Es sollte gewissermaßen ein Befreiungsschlag werden. Ein bisschen Futter für seine Neugier, auf dass er mich ziehen lasse! Aber da kannte ich meinen Nachbarn schlecht:

Er wollte sofort helfen. Sein ganzes Äußeres war plötzlich von einer Art strahlendem Sendungsbewusstsein umglänzt.

Warum ich Ihnen, lieber Leser, das erzähle? Nun: Gerade stand er das dritte Mal vor meiner Tür, der Nachbar. Mit einer Idee. Für mein Buch. Und zwar: Alle »lustigen Ratgeber«, resümierte er feierlich, seien »wie ein ABC aufgebaut«. Aha. Offensichtlich war das das vorläufige Endergebnis seiner vogelwild durchs Treppenhaus irrlichternden Gedanken. Voll freudiger Erwartung blickte er mich an – in etwa so wie meine Töchter, als sie das erste Mal ein selbst gemaltes Bild aus der Kita mit nach Hause brachten. Halb Stolz, halb Hundeblick. Da konnte ich nicht anders: »Okay, ich probier's«, habe ich gesagt. Und jetzt haben wir den Salat.

B wie Basics. In diesem Kapitel geht es um Diabetes. Eingeweihte raunen an dieser Stelle sofort: »Hm, Stoffwechselerkrankung.« Aber was heißt das überhaupt? Ich sag mal so: Unser Körper ist vieles – dick, dünn, kantig, kurvig, haarig, glatzig. Aber eines ist er bestimmt nicht: statisch. Dauernd ändert sich irgendwas! Säfte betreten den Körper und andere Säfte verlassen ihn wieder. Luft tritt ein, Luft entweicht. Speicher werden entleert, gefüllt, entleert, gefüllt, entleert, gefüllt. Pumpen pumpen, Filter filtern, Drüsen drüsen. Der Stoff, aus dem wir gemacht sind, er wandelt sich ständig. Und diese dauernde Stoffumwandlung nennt man: Stoffwechsel.

Dabei gibt es eigentlich nicht *den* Stoff und *den* Stoffwechsel, sondern verschiedene Stoffe und verschiedene Wechsel. Es ist wie in einem riesigen, quirligen Mietshaus: Die einzelnen Stoffwechselvorgänge gehören zu verschiedenen Haushalten, die aber alle irgendwie miteinander verbandelt sind.

Der Wasser-Elektrolyt-Haushalt ist mit dem Säure-Basen-Haushalt verwandt. Der Säure-Basen-Haushalt bildet mit dem Sauerstoffhaushalt eine Fahrgemeinschaft. Der Sauerstoffhaushalt kriegt vom Eisenhaushalt Unterhaltszahlungen. Und der Hormonhaushalt mischt irgendwie überall mit – und leiht auch mal ein Ei fürs Backen aus.

Der Haushalt, um den es nun bei Diabetes geht, ist der Zuckerhaushalt. Mit »Zucker« ist tatsächlich auch der in Ihrem Kaffee gemeint. Aber eben nicht nur: »Zucker« steht in der Medizin salopp für eine größere chemische Familie, die Kohlenhydrate, in der der klassische Haushaltszucker (Saccharose) nur ein Cousin unter vielen ist. Die Kohlenhydrate, die uns in diesem Kapitel interessieren, haben gemeinsam, dass der Körper gut darin ist, ihre Energie umzuwandeln: Entweder nutzt er gespeicherte Energie, oder er speichert ungenutzte Energie. Also: Stoffwechsel. Wenn der Organismus Energie braucht, verbrennt er beispielsweise die kleinsten und einfachsten Zuckereinheiten, wie etwa Glucose. Wenn er aber gerade keine Energie braucht, baut er diese kleinen und einfachen Zuckereinheiten wie beim Legospielen zu größeren Zuckerkomplexen zusammen. Zum Beispiel zu Glykogen. Das deponiert er dann irgendwo, bis er es wieder braucht. Zum Beispiel in den Zellen von Leber und Muskeln.

Nun weiß ich nicht, wie das in *Ihrem* Haushalt ist. Aber in meinem Haushalt macht im Prinzip jeder, was er will. Ehefrau, Tochter1, Tochter2. Jedenfalls macht keiner, was *ich* will. (Meistens nicht einmal ich selbst.) So ist es aber mit dem Zuckerhaushalt – *nicht*. Er ist wesentlich besser geführt als meiner. Und das liegt wahrscheinlich daran, dass es dort eine wesentlich besser etablierte Autorität gibt: Insulin. Wenn der Zuckerspiegel (genauer gesagt: der Glucosespiegel) im Blut zu hoch ist, wird es dem Insulin irgendwann zu bunt und es schickt die ganz kleinen Energiebündel (sprich: die Glucose) – husch, husch! – ab ins Körbchen (sprich: in die Zellen). Und die machen das dann tatsächlich auch. Unglaublich.

C wie Check-up. Wie in jedem Haushalt kann nun auch im Zuckerhaushalt einiges durcheinanderkommen. Als Außenstehender merkt man das oft gar nicht. Denn vielleicht wahrt der Haushalt bei offiziellen Anlässen ein ganz passables Bild. Nur ein Überraschungsbesuch zur falschen Zeit offenbart das wahre Chaos! So ist es auch mit dem Zuckerhaushalt bei Diabetikern. Und der Überraschungsgast ist der Hausarzt, der eines morgens Blut abnimmt. Und zwar nüchtern (der Patient, nicht der Arzt). Denn nüchtern (also ohne Frühstück) sollte der Zuckerspiegel eigentlich auf einem vernünftigen Level sein. Zumindest wenn das Insulin den Laden im Griff hat. Nicht so bei Diabetes: Da geht die Post ab, als hätten Osterhase und Weihnachtsmann zusammengelegt. Die Bestimmung des Blutzuckerspiegels am nüchternen Morgen kann also Diabetes aufdecken. Einfach so. Zack.

Wann und warum würde Ihr Hausarzt nun auf die Idee kommen, Ihrem Zuckerstoffwechsel einen Überraschungsbesuch abzustatten? Anlass 1: Sie haben Symptome, die zu Diabetes passen. Über diese Symptome können wir jetzt leider noch nicht sprechen, weil das im Alphabet noch nicht dran ist. (Danke, Herr Nachbar!) Anlass 2: Sie haben keine Symptome, sind aber zum Check-up angetreten. Hierüber können wir sprechen. (Danke, Alphabet!) Diesen sogenannten

Check-up hatten wir im Blutdruck-Kapitel bereits kennengelernt. Kurz zur Erinnerung: Er nennt sich auch »Gesundheitsuntersuchung« und ist eigentlich nicht *eine* Vorsorge, sondern ein ganzes Vorsorge-Paket, der TÜV sozusagen. Ebenfalls zur Erinnerung: Dieser TÜV wird von den gesetzlichen Krankenkassen in regelmäßigen Abständen bezahlt. Und zwar alle drei Jahre ab einem Alter von 35 Jahren. Wenn Sie jünger als 35 sind, zahlt Ihre Kasse auch, dann aber nicht regelmäßig, sondern vor Ihrem 35. Geburtstag nur genau einmal.

Beim Check-up wird einiges geprüft. Neben dem Blutdruck eben beispielsweise auch der Blutzuckerspiegel sowie Ihr Cholesterin und seine verschiedenen Varianten (gut, böse etc.). Auch Wiegen (Gewicht), Messen (Körpergröße) und Pinkeln (Urinprobe) gehören dazu. (Keine Sorge: Die Urinprobe ist *kein* Drogen-Screening.) Außerdem ist der Check-up die klassische ärztliche Gelegenheit, um ein paar klassische ärztliche Nörgelfragen loszuwerden: Rauchen Sie? Trinken Sie? Sofahocken Sie? Und so weiter. Und so fort. Aber auch ganz andere Fragen werden gestellt, Familienfragen: Gibt's oder gab's bei Ihren Eltern oder Geschwistern irgendwelche Katastrophen wie Krebs, Schlaganfälle, Herzinfarkte? Wenn ja: in welchem Alter? Vielleicht sogar schon in unüblich jungen Jahren?

Aber warum interessiert das Ihren Hausarzt überhaupt? Ganz einfach: Sie liegen ihm am Herzen. Und Ihr Herz liegt ihm auch am Herzen. Und Ihr Hirn. Und alle möglichen anderen Organe auch. Ob sich Ihr Arzt um Sie und Ihre Organe aber Sorgen machen muss, das kann er schlecht an *einer* Frage oder *einem* Wert (zum Beispiel Ihrem Blutdruck) erkennen.

Denn es ist meistens die *Kombination* verschiedener Dinge, die seine Stirn in Falten faltet. Meistens geht es hier wieder um das fiese Thema Arteriosklerose und deren Risikofaktoren einerseits und Folgekatastrophen andererseits. Hoher Blutdruck, das wissen Sie bereits, führt ja zum Beispiel zu Arteriosklerose. Und ein hoher Cholesterinspiegel auch. Und Hüftgold ebenfalls. Und Zucker auch. Jeder einzelne Risikofaktor ist also schon für sich genommen nicht gut. Aber wenn Blutdruck *und* Cholesterin *und* Hüftgold *und* Diabetes zusammenkommen, dann brennt die Hütte. Dementsprechend weiß auch Ihr Hausarzt erst, wenn er *viele* Risikofaktoren gecheckt hat, ob er *viel* Engagement an den Tag legen sollte. Sie haben ein bisschen Bluthochdruck? Okay. Bisschen hohes Cholesterin? Okay. Bisschen Hüftgold? Okay. Bisschen Zucker? Okay. Aber alles vier? Dann müssen wir reden. Jetzt! Und genau dafür ist der Check-up ein super Termin.

In Deutschland gibt es also kein *separates* routinemäßiges Diabetes-Screening. Sondern nur den allgemeinen Check-up. Falls Sie sich aber Sorgen um speziell Ihren Zuckerstoffwechsel machen und der letzte Check-up noch keine drei Jahre her sein sollte, sprechen Sie Ihren Arzt trotzdem an: Entweder er hat gute Argumente, warum Sie – entgegen Ihrem dringenden Verdacht – nicht zuckerkrank sind. Das wird Sie entlasten. Oder aber er wird Ihnen einfach rasch Blut abnehmen. Das wird *ihn* entlasten. Denn ein Bild sagt mehr als tausend Worte. Und ein einwandfreier Laborwert, den man dem Patienten unter die Nase halten kann, manchmal eben auch.

D wie Diabetes mellitus. So lautet sein bürgerlicher Name in Gänze. Vorname: Diabetes. Nachname: mellitus. Der Vor-

name stammt aus dem Griechischen, der Nachname ist Latein. (So ähnlich wie Joaquín Häberle. So ähnlich.) »Diabetes« bedeutet in etwa »Durchfluss«; »mellitus« bedeutet »honigsüß«. Und damit seien Ihnen vorab schon drei Diabetes-Symptome verraten, wenngleich das alphabetmäßig an dieser Stelle eigentlich noch völlig unzulässig ist: Erstens trinken, trinken, trinken. Zweitens pinkeln, pinkeln, pinkeln. Und drittens: Das Gepinkelte schmeckt süß. (Okay: süß, süß, süß.) Rausgefunden hat das mit dem süß, süß, süß ein englischer Arzt namens Thomas Willis (und ja, ich weiß: vor ihm schon längst diverse antike Hochkulturen). Wie kam Thomas Willis aber zu der Erleuchtung, dass Diabetiker-Urin süß schmeckt? Ich weiß es nicht. Aber ich habe drei Jahre in der gleichen verregneten, verbohrten, verbücherten englischen Kleinstadt wie er studiert. Und ich kann Ihnen sagen: Man kommt dort auf die abstrusesten Ideen. Ich habe volles Verständnis.
Wenn Sie Herrn Diabetes mellitus übrigens im Telefonbuch nachschlagen, werden Sie feststellen, dass sich unter seinem Namen mehrere Einträge finden. Mindestens die folgenden: Diabetes mellitus Typ 1, Diabetes mellitus Typ 2 und Schwangerschaftsdiabetes. Falls Sie zur Kernzielgruppe dieses Buches gehören – also Männer im besten Alter, denen es zu gut geht, als dass sie freiwillig einen Arzt aufsuchen würden – und sich fragen, ob Sie vielleicht Diabetes haben, dann fokussieren Sie sich direkt auf Typ 2. Schwangerschaftsdiabetes entfällt aus offensichtlichen Gründen. Typ 1 entfällt, weil er spätestens als Teenager oder in den Zwanzigern so viel Furore macht, dass man ihn nicht *nicht* bemerken kann. (Zumindest ist das bei zwei von drei Typ-1-Diabetikern so.)

Jetzt wissen Sie also, warum Diabetes so heißt, wie er heißt. Und Sie wissen, dass es ihn in verschiedenen Varianten gibt. Was ich Ihnen noch nicht gesagt habe, ist, was Diabetes genau *ist*: Was läuft da falsch? Ganz einfach: Bei Diabetes ist der Blutzuckerspiegel viel zu oft viel zu hoch. *Das* läuft falsch. Aber warum? Ganz einfach: Die Autorität namens Insulin versagt. Aber warum? Ganz einfach: Entweder die Bauchspeicheldrüse produziert nicht mehr genug Insulin, oder aber das Insulin wird zwar produziert, aber die Zellen akzeptieren seine Autorität nicht mehr. Man nennt das Insulinresistenz. Also kein »Husch, husch ins Körbchen!« mehr. Sondern: Party, Party, Zuckerparty!

Aber warum? Hier hört es leider auf, ganz einfach zu sein. Verständigen wir uns auf folgende, grob vereinfachende Erklärung: Beim Typ 1 ist es eher so, dass bestimmte kleine Zellen (die Beta-Zellen), die in der Bauchspeicheldrüse auf bestimmten kleinen Inseln (den Langerhans-Inseln) sitzen und in deren Job-Beschreibung eigentlich die Insulinproduktion steht, nach und nach kaputtgehen. Das Kaputtgehen scheint dabei zumindest in manchen Fällen die Folge eines Angriffs des Körpers auf sich selbst zu sein. In diesem Sinne ist Typ-1-Diabetes also eine Autoimmunerkrankung. Beim Typ 2 passiert das teilweise auch, aber normalerweise später im Krankheitsverlauf. Anfangs ist eher die (Ihnen nun schon bekannte) Insulinresistenz das Problem. Sprich: Insulin wäre da, aber keiner hört ihm mehr zu. Die Zellen nehmen also – entgegen der ausdrücklichen Order des Insulins – *keine* Glucose auf, wenn der Pegel steigt. Und so surft die Glucose fröhlich weiter durchs Blut. Und der Pegel steigt und steigt. Warum das so ist, das mit der Insulinresistenz, das weiß man noch immer gar nicht so genau. Aber wie so oft in der atemberaubenden Welt der Wissenschaft, ändert das Wir-wissen-nicht-*warum*-es-so-ist rein gar nichts am Wir-wissen-*dass*-es-so-ist. (Anfängerfehler. Machen Sie ihn nicht.)

Inzwischen haben Sie bestimmt längst erkannt, dass sich die beiden wichtigsten Diabetes-Typen für Männer (also 1 und 2) zwar im Ergebnis (Blutzucker zu hoch!) ähnlich sind, aber wirklich auch nur darin. Wir pauschalisieren das mal eben durch: Bei Typ 1 fehlt das Insulin, bei Typ 2 wäre es da, wird aber ignoriert. Bei Typ 1 müssen Sie sich eher (aber nicht zwingend) einen schlanken, jungen Menschen vorstellen; bei Typ 2 eher (aber nicht zwingend) einen hüftgoldigen, mittelalterlichen (»Altersdiabetes!«). Wer Typ 1 bekommt, hat Pech gehabt. Wer Typ 2 bekommt, hat hart dafür gearbeitet. Bei Typ 1 merkt die Person meist recht rasch von selbst, dass etwas nicht stimmt. Bei Typ 2 denkt sie in der Regel viele, viele Jahre lang, alles sei tippi-toppi. Bei Typ 1 gibt's Insulinspritzen als Therapie. (Alles andere bringt im Prinzip nichts.) Bei Typ 2 gibt's erst mal Abnehmen, Sport und Ernährungstipps. Und noch kurz zu den Zahlen: Nur fünf Prozent aller Diabetiker haben Typ 1. Typ 2 hingegen ist inzwischen eine Volkskrankheit.

So, und jetzt raten Sie mal, auf welchen der beiden Typen die Vorsorgestrategie, also der Check-up, abzielt. Na? – Richtig!

E wie erblich. Fokussieren wir uns also im Folgenden auf Typ 2. Ist dieser Typ-2-Diabetes erblich? Ja und nein. Diabetes ist keine Rolex. Papa gibt sie nicht eins zu eins an seinen Sohnemann weiter, der sie dann genauso durch die Welt schleppt, wie Papa es immer getan hat. Es gibt solche Krankheiten, ja; Diabetes gehört aber nicht dazu. Also nein, nicht erblich. Aber ja: Eine gewisse *Neigung* zu Diabetes, die wird schon vererbt. Eine sogenannte genetische Prädisposition. (So wie vielleicht die Neigung, viel Geld für teure Uhren auszugeben.) Die Gene *sind* also ein Faktor. Aber eben nur *ein* Faktor. Zum besseren Verständnis stellen Sie sich dazu zwei hypothetische Männer A und B vor, die sich in allem gleich sind: Gewicht, Größe, Alter, Job, Sport, Speiseplan, Sofazeiten. Wenn nun As Eltern Diabetes Typ 2 hatten, Bs aber nicht, wird sich A zeitlebens weniger Mühe geben müssen, Diabetes zu bekommen als B. Er wird es nicht zwingend bekommen. Aber auch wenn er keinen Deut sündiger futtert und feiert als B, stehen seine Chancen trotzdem viel schlechter, diabetesfrei durchs Leben zu kommen. Das klingt unfair – und ist es vermutlich auch. Und das Allerunfairste: So verhält es sich mit den meisten Zivilisationskrankheiten. Sorry, Zivilisation.

Wir schauen noch kurz in die FAQs: Kann ich einen Test machen, ob ich die erbliche Diabetes-Neigung habe? – Nein. – Und wenn ich ihn selbst bezahle? – Nein, es gibt keinen. – Und wenn ich im Internet …? – Nein. – Mein Schwager sagt … – Nein. – Zu wie viel *Prozent* ist Diabetes erblich? – Das ist schwer zu sagen. – Herr Doktor, ich habe aber gelesen, dass jedes dritte Kind von Diabetikern selbst auch Diabetes bekommt. Und ich *bin* das dritte Kind! – So ist das nicht gemeint. Es handelt sich um eine statistische Aussage, die … – Könnten wir deswegen nicht doch einen Test bei mir … – Nein!

F wie Ferrero Küsschen. Neben den Genen sind die Küsschen ein weiterer Faktor für Diabetes. Und genauso Fanta.

Und Fruchtgummi. Und Flutschfinger. Und Froot Loops. Und ebenso alle Süßigkeiten aus dem Rest des Alphabets. Dass Diabetes gefühlt mit Naschen zu tun hat, ist irgendwie jedem klar. Aber es stimmt eigentlich gar nicht, zumindest nicht direkt, es ist eher ein Mythos. Denn nicht das Süße macht den Diabetes, sondern das Dicksein. Klar, das Süße macht wiederum das Dicksein. Aber sich hochzumästen, das schafft man auch mit Salzigem. Entscheidend für Ihr Diabetes-Risiko ist am Ende etwas anderes. Und zwar... (Stellen Sie sich hier bitte eine Werbepause mit einem Naschprodukt Ihrer Wahl vor, während ich den Buchstaben wechsle.)

G wie Gewicht. *Das* ist entscheidend für Ihr Diabetes-Risiko. Genauer: Ihr Gewicht im Verhältnis zu Ihrer Größe, also Ihr Body-Mass-Index. Und auch die Menge und das Verteilungsmuster Ihres Körperfetts. Denn der Körperfettanteil kann ja – bei gleichem Body-Mass-Index – noch mal recht unterschiedlich ausfallen: Denken Sie an den Unterschied zwischen einem Mann, der ein 100 Kilo schweres und 1,70 Meter großes Muskelpaket ist, und einem Mann, der ein 100 Kilo schweres und 1,70 Meter großes, ähem, Paket ist, ohne Muskeln. Sie sehen also: Der Body-Mass-Index trügt manchmal. Jedenfalls: Je spitzer Ihre Spitzenwerte bei all diesen Parametern sind (also Gewicht, Body-Mass-Index, Körperfett), desto höher ist auch Ihr Risiko, an Diabetes Typ 2 zu erkranken. Ob Sie sich diese Spitzenwerte nun mit vielen, vielen Tüten Haribo oder vielen, vielen Schweinshaxen erarbeiten, macht erst mal keinen großen Unterschied.

Und selbstredend können Sie sich einen stattlichen Body-Mass-Index auch erarbeiten, indem Sie, nun ja, *nichts* tun.

Also so rein gar nichts. Kein Joggen. Kein Walken. Kein Biken. Nicht einmal Golfen, Angeln oder Darts. Das sei Ihnen prinzipiell gegönnt. Sie sollten sich nur nicht in der falschen Sicherheit wiegen, dass Sie, nur weil Sie nicht *naschen*, in Sachen Diabetes alles richtig machen. Es ist nämlich so: Bewegung (wir müssen es ja nicht gleich »Sport« nennen) hat gleich mehrere großartige Effekte auf Ihren Zuckerhaushalt. Erstens hilft sie natürlich, Kalorien zu verbrennen, die dann eben nicht auf den Hüften landen. Stichwort: Körperfett. Zweitens hilft Bewegung, den Zuckerspiegel im Blut niedrig zu halten, weil die herumsurfende Glucose direkt und zügig verbrannt wird. Stichwort: Stoffwechsel. Und drittens hilft Bewegung, dass Ihre Körperzellen ganz allgemein wieder eher geneigt sind, Glucose aufzunehmen, wenn der Boss das anordnet. Stichwort: Insulinresistenz.

Mein Rat also, wenn Sie Diabetes vermeiden wollen: Suchen Sie sich was, das Sie (a) bewegt und (b) zu Ihnen passt. Schwimmen, Surfen, Sex – dem Glucose-Stoffwechsel ist das letztlich egal. Hauptsache, Sie tun es. Und zwar regelmäßig. Grooven Sie sich ein. Betreiben Sie es mit genau der Professionalität, die zu Ihnen passt. Wenn es Ihnen Spaß macht, recherchieren Sie sich einmal quer durchs Internet, bis Sie *Ihr* perfektes Equipment (Mountainbike, Frisbee, Taucherbrille) gefunden haben. Hauptsache, Sie nutzen es dann auch. Planen Sie Ihre Bergtouren, bis Sie einen eigenen Wanderführer publizieren könnten. Hauptsache, Sie wandern dann auch. Legen Sie sich ein Fahrtenbuch an, eine Excel-Tabelle oder meinetwegen eine melodramatische Motivationsspruchsammlung. Hauptsache, es bringt Sie in Bewegung – und hält

Sie auch in Bewegung. Und wenn Ihnen das alles zuwider ist, diese ganze Aufrüsterei, dann lassen Sie es – und spazieren einfach los. Hier und jetzt. Ums Haus. Um den Block. Um die Stadt. Heute. Und morgen. Und übermorgen. Wer walkt, gewinnt.

H wie häufig. Das ist Diabetes in der Tat. Man kommt an dem Thema zu Recht kaum vorbei. Newsletter, TV-Spots, Plakate – ständig stellt sich einem irgendwas Einschlägiges in den Weg. Das nervt. Aber es heißt auch: Vorsorge ist sinnvoll. Denn für seltene Krankheiten lohnt es sich schlicht nicht, alle Welt zum Arzt zu schicken, einfach so, mal gucken, auch wenn's den Leuten eigentlich gut geht. Für häufig auftretende hingegen schon. So auch für Diabetes.

Zahlenmäßig sieht das so aus: Mindestens sieben Prozent der Deutschen haben Diabetes. (Manche Erhebungen sprechen sogar von eher knapp zehn Prozent.) Vor dem 40. Geburtstag ist Diabetes ein eher seltenes Phänomen. (Zur Erinnerung: Wir sprechen hier nur von Typ 2.) Danach steigt die Verbreitung jedoch rasch an: je älter, desto häufiger. Angestiegen ist in den letzten 30 Jahren auch die Häufigkeit der Erkrankung an sich, also ihre Verbreitung in der Allgemeinbevölkerung. Sprich: Immer mehr Menschen haben Diabetes. Zwar könnte sich dieser Trend aktuell umkehren – es gibt da glimmende Hoffnungsschimmer –, aber die große Kurve zeigt seit Jahrzehnten nach oben. Inzwischen wissen Sie ja, was (außer den Genen) die wichtigsten Faktoren für Diabetes sind: Kilos rauf und Bewegung runter. Nehmen Sie sich also ruhig einen Moment Zeit, herumzuphilosophieren, warum, warum, warum wohl Diabetes immer häufiger geworden ist.

I wie Insulin. Nutzen wir diesen schlanken Buchstaben, um ein paar lose Fäden zusammenzuspinnen. Insulin: Das ist also erstens der Bestimmer im Glucose-Haushalt. Wenn der nicht mehr sagt, wo's langgeht (oder es zwar sagt, aber ignoriert wird), entgleist der Haushalt. Früher oder später. Insulin ist also das Problem. Aber Insulin ist auch die Lösung. Denn rasch haben es listige Wissenschaftstüftler geschafft, Insulin auch außerhalb der menschlichen Bauchspeicheldrüse zu fabrizieren – und es dem Körper einfach bei Bedarf von extern zuzuspielen. Vom Prinzip her also einfach. Aber auch hier: Der Teufel steckt im Detail. Denn man kann Insulin nicht einfach stoisch in fixen Dosen zu fixen Zeiten futtern, so wie Sie das vielleicht mit Ihren Blutdruckmitteln oder Ihren Schilddrüsentabletten machen. Erstens kann man es nicht schlucken, sondern muss es spritzen, mit einer Nadel, in die Bauchdecke oder in den Oberschenkel. Zweitens ist der Zuckerstoffwechsel unglaublich dynamisch und adaptiv. Und so muss auch die Menge und Art des Insulins, die man spritzt, dynamisch und adaptiv sein. Zumindest wenn's gut werden soll. Diabetiker stellen sich ständig Fragen, die Nicht-Diabetikern herzlich egal sein können: Wie hoch ist mein Blutzucker gerade? Wie viel (und was!) werde ich gleich mampfen? Wie gut sprechen meine Zellen überhaupt noch auf Insulin an? Das kann echt nervtötend sein. Und gefährlich: Denn wenn sich Diabetiker verrechnen oder verschätzen oder vergessen, dann kann vom Insulin (von dem es beim Diabetiker ja eigentlich chronisch zu wenig gibt) plötzlich akut zu *viel* im Umlauf sein. Das macht dann eine Hypoglykämie, eine Unterzuckerung. Bestenfalls heißt das: Blässe, Zittern, schneller Puls. Schlimmstenfalls heißt es: Koma, Blaulicht, Tatütata.

Warum erzähle ich Ihnen das? Sind nicht ohnehin die meisten Diabetiker Typ-2-Diabetiker? Und von denen die meisten erst mal gar nicht insulinpflichtig? Da haben Sie recht. Aber ich wollte Ihnen auf der Karte einfach schon mal den Highway to Hell zeigen. (Und, okay, ich musste mit dem »I« irgendwas anfangen.) Jedenfalls: Diabetes kann echt eine fiese, eine zermürbende Krankheit sein. Und auch wenn Sie persönlich einen Diabetiker-Kumpel kennen, bei dem das alles halb so wild ist, muss ich Ihnen (und ihm) leider sagen: Was nicht ist, kann noch werden. Glauben Sie mir das. Und *wenn* Sie es mir glauben, dann flanieren Sie doch noch mal zum Buchstaben G zurück und schenken meinen Vorschlägen zur aktiven Freizeitgestaltung (Stichwort: Schwimmen, Surfen, Sex – oder einfach Losspazieren) einen zweiten, geneigten Blick.

J wie Juckreiz. Erinnern Sie sich noch an die Diabetes-Erstsymptome, die uns vorhin schon über den Weg gelaufen sind? Ja? Nummer eins: trinken, trinken, trinken. Sie haben plötzlich dauernd Durst. Und es ist kein Hochsommer. Und Sie haben sich nicht gerade körperlich völlig verausgabt. Das schicke Medizinerwort hierfür lautet: Polydipsie. Nummer zwei: pinkeln, pinkeln, pinkeln. Medizinerwort: Polyurie. Nummer drei: Das Gepinkelte schmeckt süß. Hierfür gibt es kein geläufiges Medizinerwort. Der süße Geschmack kommt jedoch daher, dass ein so großer Überschuss an Zucker im Blut unterwegs ist, dass der Körper diesen (eigentlich total wertvollen) Rohstoff mit einem Mal über die Niere ausschwemmt. Der Zuckerhaushalt läuft einfach über und schwappt ins Klo. Und diese Tatsache – also, dass plötzlich Glucose im Urin

auftaucht, wo sie eigentlich überhaupt nicht hingehört –, die hat dann doch einen Namen: Glucosurie.
Das Alphabet schubst uns nun ein weiteres Erstsymptom zu: J wie Juckreiz. Nicht irgendwo, sondern eher überall. Nicht stark, sondern eher subtil. Ohne erkennbaren Anlass. So wie das J jedoch nur ein Buchstabe unter vielen ist, ist auch der Juckreiz nur eines unter zahlreichen möglichen Diabetes-Frühsymptomen. Es gibt da zum Beispiel noch: Schlappheit. Oder auch: häufige Infekte. Oder auch: Sehstörungen (die Dinge scheinen verschwommen) oder Gefühlsstörungen (die Dinge scheinen pelzig) oder Stimmungsstörungen (die Dinge scheinen trostlos). Durch alle und jedes dieser Symptome kann sich Diabetes zu erkennen geben. Und wieder – Achtung! – ist es dabei aber eigentlich so: Zu *erkennen* gibt sich die Krankheit damit ja gar nicht! Wer fühlt sich nicht mal schlapp? Wen juckt's nicht mal ein paar Tage? Wer sieht die Welt nicht mal etwas verschwommen? Oder trostlos? Wer hat nicht mal mehr Durst als gewöhnlich? Die Symptome sind fast alle Allerweltssymptome! Es könnte alles Mögliche dahinterstecken. Tausende Dinge, banale Dinge, die eben *nicht* Diabetes sind. Schon wieder. Déjà-vu! Sie erinnern sich: Bei Bluthochdruck war das genauso. Und bei Dickdarmkrebs. Und wieder lautet die Erkenntnis: Die Symptome sind *unspezifisch*. Das macht es auch so schwer, Diabetes zu Hause auf dem Sofa zu diagnostizieren. Oder durch eine kurze Telefonumfrage im Freundeskreis. Oder mit ein bisschen pfiffiger Google-Recherche – egal welche Bandbreite Sie haben und egal wie clever, gerissen und was für ein Tausendsassa Sie sonst so im Leben sind. Die frohe Botschaft lautet aber: Ihr Hausarzt kann

das. Ohne Internet, ohne Telefonjoker, ohne Sofa und ohne Tausendsassa. Aber mit Vorsorge. Also: Gehen Sie hin.

K wie Komplikationen. Diabetes ist ein Highway to Hell – wir sprachen darüber. Klar, viele schaffen es nicht bis zum Ende. Gut so. Und Angst will ich Ihnen, wie versprochen, weder machen noch brauchen Sie welche zu haben. Denn Angst ist ohnehin ein schlechter Berater. Aber Respekt, Respekt darf ruhig sein. Respekt, der auf Fakten gründet. Also hier die Fakten: Im Endstadium kann Diabetes so ziemlich jedes kriegswichtige Organ Ihres Körpers zerstören. Ihre Augen: Diabetes macht Sie irgendwann blind. Ihre Nieren: Diabetes macht sie Ihnen kaputt, Schritt für Schritt. Ihre Nerven, Ihre Füße, Ihre Männlichkeit: Diabetes kann auch das alles zugrunde richten. Und die Wahrscheinlichkeit, von einer Erkrankung im kardiovaskulären Bereich erwischt zu werden (sprich: Herzinfarkt, Schlaganfall, Gefäßverstopfungen aller Art), ist bei Diabetikern drei- bis viermal höher als beim Rest des Vereins. Im Endstadium ist Diabetes einfach wie eine Atombombe, die alles erwischt, volle Breitseite. Und ja, das alles passiert noch nicht morgen. Nicht übermorgen. Nicht überübermorgen. Es passiert erst nach Jahren. Und zwar nach Jahren, die man sich eben *nicht* drum gekümmert hat. Aber es passiert. Also: Kümmern Sie sich drum.

L wie leise. Nun habe ich Ihnen erzählt, wozu sich Diabetes auswachsen kann (also die Komplikationen). Und ich habe Ihnen erzählt, als welch zartes Pflänzchen er beginnt (also die unspezifischen Frühsymptome). Aber eines bleibt noch zu erzählen. Denn wie Bluthochdruck und wie Darmkrebs bleibt auch Diabetes in den allermeisten Fällen erst einmal lange,

lange (also Jahre, Jahre) komplett stumm. Heimlich, still und L wie leise. Er ist dann – und Sie wissen bestimmt längst, auf welches Medizinerwort es wieder hinausläuft – *asymptomatisch*. Die Krankheit liefert Ihnen also erst mal überhaupt keine Symptome, die Sie googeln oder telefonjokern könnten. Sie fühlen sich einfach gesund. Und in gewisser Weise sind Sie es ja auch: Sie funktionieren 1A. Aber Ihr Glucose-Haushalt eben nicht mehr. Und damit ist das fiese Samenkörnchen schon gesetzt, aus dem dann – mit ausreichend zuckriger Fürsorge – irgendwann die zarte unspezifische Symptompflanze wird. Und dann irgendwann der weniger zarte Atompilz an Komplikationen.

M wie Machen. So, bevor ich mich noch tiefer in irgendwelchen Pflanzenanalogien verstricke: Ran an die Kartoffeln! Was tun? Sie kennen meine Antwort: nicht Sorge, sondern Vorsorge. Und die macht der Hausarzt. Es ist der Check-up. Siehe oben. Wir spurten kurz durch die Details dieses Check-ups. Erster Stopp: Die ärztlichen Fragen. Hier wird vor allem (kurz und knapp) nach den unspezifischen Frühsymptomen gefischt. Dann wird (ebenfalls kurz und knapp) die Familie angesprochen: Gibt's da Diabetes? Gab's da Diabetes?

Zweiter Stopp beim Check-up: die Urinprobe. Sie ist standardmäßig mit dabei. Sie pinkeln in einen Becher (ein paar Milliliter genügen), ein Arzthelfer nimmt Ihnen den Becher ab und verschwindet damit ins Nebenzimmer. Dort taucht er einen kleinen, schlanken Papierstreifen hinein. Der Papierstreifen ist mit verschiedenen farbigen Feldern bestückt. Jedes Feld fischt nach einem bestimmten Stoff. Für die Diabetes-Frage ist erst mal das Glucose-Feld wichtig: Schwemmt Ihre

Niere Glucose aus, was sie ja unter normalen Umständen eben nicht tun sollte, dann verfärbt sich das Glucose-Feld. (Verfärbt es sich nicht, heißt das allerdings nicht, dass Sie *keinen* Diabetes haben. Es handelt sich also allenfalls um Nachweisdiagnostik, nicht um Ausschlussdiagnostik.)

N wie Nüchternblutzucker. Das ist der dritte Stopp beim Check-up: Blut. Sie erinnern sich an den Überraschungsbesuch bei Ihrem Glucose-Haushalt, über den wir vorhin gesprochen hatten? Das ist er! Im Blut werden, wie auch im Urin, mehrere Werte bestimmt, von denen aber vorerst nur einer für die Diabetes-Frage relevant ist: der Nüchternblutzucker. Manchmal auch in der Variante namens »Nüchtern-Plasma-Glucose« auftretend. Plasma ist dann ein genaueres Wort für den Teil Ihres Blutes, um den es geht. Glucose – das wissen Sie schon – ist dabei ein genaueres Wort für die Art von Zucker, um die es geht. Und »nüchtern« ist dabei genau das Wort für genau das, was Sie bei der Blutabnahme sein sollten. Das heißt in diesem Falle: Ab dem Vorabend sollten Sie nichts (sprich: nichts) mehr gegessen haben. Auch keine halbe Tüte Chips in der Halbzeitpause. Und auch keinen kleinen Kühlschrankimbiss vor dem Mitternachtskrimi. Und auch getrunken haben sollten Sie nichts außer Wasser, Tee oder schwarzem Kaffee. Keine Milch, auch nicht einen kleinen Schuss im Kaffee. Keinen Zucker, auch nicht eine kleine Prise im Tee. Und schon gar keinen Saft.

Warum die Strenge? Weil der Test sonst nichts bringt. Ist doch klar: Wenn Sie *wirklich* nüchtern sind und dann wiederholt eine Glucose von über 126 haben (wir sprechen hier von Milligramm pro Deziliter, also mg/dl, und wir sprechen von

Blut, das aus der Vene, nicht aus der Fingerkuppe abgenommen wurde), dann haben Sie Diabetes. Aber wenn Sie *nicht* wirklich nüchtern sind und dann eine Glucose von über 126 haben, dann haben Sie gar nichts – außer eben vielleicht die halbe Tüte Chips im Bauch.

O wie oGTT. Wenn Ihr Zuckerhaushalt kerngesund ist (und Sie strikt den geforderten Abstand von etwa zehn Stunden zur letzten Mahlzeit eingehalten haben), dann wird Ihr Glucose-Wert beim Check-up nicht nur unter 126 liegen. Er wird sogar unter 100 liegen. Dann ist Diabetes – Trommelwirbel – ausgeschlossen! Wie beim Fußball gilt also auch hier: Wenn's zweistellig wird, war's richtig gut.

Was aber, wenn Ihr Wert irgendwo dazwischen liegt? Also über 100, aber unter 126? Dann haben Sie drei Möglichkeiten. Erstens den sogenannten oralen Glucosetoleranztest, kurz oGTT. Das Prinzip kennen Sie vielleicht von Männern wie Jason Statham und Bruce Willis: Die wollen eigentlich echt keinen Stress, aber wenn man sie nachhaltig genug provoziert, dann können sie eben irgendwann nicht mehr anders – und hageln ihre Feinde mit der Shotgun um. So provoziert man beim oGTT auch Ihren Blutzuckerhaushalt. Und zwar mit Traubenzucker. Sie kippen einfach ein Glas davon runter – und Ihr Zuckerhaushalt hat sofort ordentlich zu tun. Dann wartet man ein bisschen ab (zwei Stunden, um genau zu sein; nehmen Sie sich also was zum Lesen mit) und nimmt Ihnen noch mal Blut ab. In dieser Zeit sollte es Ihr Körper geschafft haben, den Blutzucker wieder unter (Achtung!) 200 zu drücken. Die Grenze ist also viel höher, sprich *weniger* ambitioniert, als beim Nüchtern-Test. Hat Ihr Zuckerhaushalt das nicht geschafft, haben wir ein Problem. Das ist dann der Shotgun-Moment: Hello, Diabetes.

Der oGTT ist bei vielen Hausärzten (sprich: bei mir) nicht sonderlich beliebt. Er braucht echt Zeit und Geduld und freie Wartezimmerplätze. Und im Ergebnis ist er nicht immer verlässlich oder eindeutig. Man hat also oft zwei Stunden versemmelt (und die Geduld eines wie einen Flitzebogen gespannten Patienten strapaziert), um am Ende doch keinen Erkenntnisgewinn verkünden zu können. Daher erkläre ich Ihnen mal direkt Option zwei: Ich schaue Ihnen tief in die Augen und frage Sie noch einmal, ob Sie bei der Blutabnahme *wirklich* nüchtern waren. Dann beichten Sie, dass Sie vielleicht doch eventuell noch ein Pils oder einen Calzone-Rest als Betthupferl vertilgt haben. Dann nehmen wir am nächsten Morgen noch mal Blut ab. Ohne Pils. Ohne Calzone. Entweder die Sache löst sich damit in Wohlgefallen auf. Oder wir müssen darüber reden, dass Pils, Calzone und Co. als regelmäßige Betthupferl keine so gute Idee sind. Und wir überlegen uns, ganz allgemein, Mittel und Wege, wie wir bei Ihrem Bauchumfang die Uhr wieder ein paar Jahre zurückdrehen können. Sprich: Wir heben den Kopf vom Laborblatt und schauen auf Sie, so als echten Menschen, ganz roh. Und dann beratschlagen wir, ob es – Diabetes hin oder her – vielleicht ein, zwei Dinge gibt, die Sie recht einfach (dafür aber recht konsequent) an Ihrem Lifestyle zum Gesünderen ändern könnten, ohne dass Ihnen Ihr Life gleich nicht mehr lebenswert vorkommt.

P wie Prädiabetes. Die dritte Option ist, dass Sie sich ab sofort für krank halten. Sie sind jetzt Prädiabetiker. Sie wissen,

Prädiabetes kann zu Diabetes werden. Und Diabetes zum Sarg. Und wenn nicht das, dann doch zumindest zur Fußamputation. Legen Sie sich flach auf den Rücken, strecken Sie alle viere von sich, horchen Sie in Ihren Körper hinein, lauschen Sie dem Strom der Glucose, fühlen Sie die beginnende Zersetzung. Vor allem aber: Ändern Sie nichts. Tun Sie nichts. Bewegen Sie sich nicht häufiger. Ernähren Sie sich nicht gesünder. Belassen Sie alles, wie es ist. Denn die Würfel sind gefallen.

Q wie Quatsch. Und während Sie so daliegen, ganz eins mit Ihrem Fatalismus, möchte ich Sie eigentlich gar nicht stören. Ich tue es aber trotzdem. Denn ich möchte Ihnen unbedingt noch kurz berichten, was die Wissenschaft zu Prädiabetes sagt (nicht die Pharmaindustrie): Ja, es gibt so etwas wie einen Graubereich, in dem man Diabetes weder ausschließen noch nachweisen kann. Ja, viele Menschen aus diesem Graubereich werden später zu richtigen Diabetikern. Viele aber auch nicht. Und ob der Nutzen der Diabetes-Medikamente in diesem Graubereich auch nur annähernd ihre Risiken aufwiegt, ist alles andere als klar. Die Studien, die Prädiabetes untersucht haben, sind oft klein oder schlecht oder voreingenommen oder alles drei. Fest steht (will heißen: *wissenschaftlich* fest steht): Sie können einen beginnenden Diabetes Typ 2 aufhalten oder zumindest weit, weit aufschieben. Gerade im Anfangsstadium. Gerade im Graubereich. Und zwar nicht mit fancy Pillen. Und nicht mit Angststarre. Sondern einfach durch solide, altmodische Dinge: Kilos runter, Arsch hoch, Mund auf, Gesundes rein.

Sollte bei Ihnen also ein Zuckerwert im zweifelhaften Bereich rauskommen, dann halten Sie sich nicht mit ewigem Grübeln auf. Und nicht mit Internetforen. Und nicht mit Diskussionen am Tresen (auch nicht am Apothekentresen). Denn für Ihr persönliches Schicksal ist es letztlich egal, ob man das nun Prädiabetes nennt oder nicht. Und ob das nun eine Krankheit ist oder die Vorstufe einer Krankheit oder eigentlich noch gar keine Krankheit. Das mögen alles brisante gesundheitspolitische Fragen sein, ja. Wichtig für Sie ist aber einzig und allein, dass Sie jetzt noch einen Grund mehr haben. Einen Grund mehr loszuspazieren, loszuradeln, loszuskaten, loszuirgendwas. Also: Let's roll!

R wie reingeschneit. So, nach meiner kleinen Kanzelpredigt, die mir am Herzen lag, nun noch zu Ihnen. Gibt es noch Dinge, die *Ihnen* am Herzen liegen? Meiner Erfahrung nach: ja. Von den häufigsten Patientenfragen zum Thema Diabetes hat uns dieses Kapitel zwar nicht viele übrig gelassen. Aber einige schon. Völlig zufällig passen Sie genau auf die noch ausstehenden Buchstaben des Alphabets. Wir beginnen mit dem R: Kann man Diabetes im Blut nicht auch *ohne* nüchtern und ohne oGTT erkennen, einfach so, wenn man zufällig mal in die Praxis (R wie) *reingeschneit* kommt? Eben bei Gelegenheit! Frühstück hin oder her! Ja, man kann. Passenderweise nennt man den Wert, den man dann im Blut misst, den *Gelegenheits*blutzucker.

Der Diabetes-Grenzwert für diesen Gelegenheitsblutzucker liegt übrigens genau dort, wo man ihn auch beim oGTT ansetzt: 200. Aber da sehen Sie auch schon das Problem: Stellen Sie sich noch mal den oGTT vor, mit seinem Traubenzuckertrunk, der den Glucose-Haushalt provozieren soll. Aber stellen Sie sich ihn nun *ohne* Traubenzuckertrunk vor. Was?

Genau! Das ergibt keinen Sinn. Denn es ist doch so: Wenn Ihr Blutzucker sogar ohne Provokation über 200 ist, dann wissen Sie natürlich, dass es ein Problem gibt. Die Gelegenheitsmessung kann Diabetes also nachweisen. Aber wenn der Blutzucker ohne Provokation *unter* 200 liegt, dann wissen Sie – gar nichts. Diabetes? Maybe, Baby! Die Gelegenheitsmessung kann Diabetes also nicht ausschließen. Ganz so, als träfe man Jason Statham und Bruce Willis auf einem Ponyhof: Da sähe man ihnen ihren Shotgun-Charakter auch nicht gleich an.

S wie Stimmgabel. Zur nächsten Klassiker-Frage: Stimmt es, dass man Diabetes einfach mit einer Stimmgabel entdecken kann? Vielleicht haben Sie zum Beispiel einen Diabetiker-Kumpel, dessen Arzt ihm regelmäßig damit am Fuß rummacht, als gäbe es dort was mit der Wünschelrute zu finden. Die Antwort lautet nicht ja, nicht nein, sondern: Polyneuropathie. Poly-neuro-pathie. Zu Deutsch: Viele-Nerven-kaputt. Und ja, Diabetes kann – wie ich Ihnen schon vermeldet hatte – über die Jahre die Nerven kaputt machen. Und ja: Das nimmt dann meistens die Form einer sogenannten Polyneuropathie an (Profis sagen: PNP). Aber nicht nur Diabetes kann das. Auch andere Dinge in der großen weiten Welt können das. Mein Nachbar würde vermutlich gleich wieder ein ganzes Alphabet an PNP-Ursachen aufmachen! A wie Alkohol oder Arsen, zum Beispiel, B wie Blei und Borreliose, C wie Chemotherapie, D wie Diphterie, E wie Erbkrankheiten, F wie Folsäuremangel, G wie (Achtung, wunderschönes Wort!) Guillain-Barré-Syndrom, H wie HIV, I wie Influenza. Und J wie noch janz, janz viele andere Dinge. Der Punkt ist:

Selbst *wenn* Sie eine Polyneuropathie haben, heißt das noch lange nicht, dass Sie Diabetes haben.
Zugegeben, Diabetes ist einer der großen Player, wenn es um PNP geht. Außer dem lieben Alkohol sind die meisten anderen Ursachen ziemliche Exoten. Trotzdem taugt die Stimmgabel aber eben nicht zum Diabetes-*Nachweis*. Wenn man hingegen schon *weiß*, dass einer Diabetiker ist, kann man mit der Stimmgabel aber natürlich den eingetretenen Folgeschaden nachweisen, also die Komplikation namens PNP. Und wenn – andersherum – Ihr Hausarzt bei Ihnen eine PNP feststellt, bisher aber keinen Diabetes-Verdacht hatte, dann *muss* Ihr Hausarzt bei Ihnen unbedingt Diabetes ausschließen. Und das wird er auch.
Ach so, eins hätte ich fast vergessen: Warum die Stimmgabel? Warum dieses herrlich antiquierte Instrumentarium? Das ist eigentlich schneller gezeigt als erklärt. Ich versuch's trotzdem: Mit der Stimmgabel prüft man nicht, ob Sie was hören, sondern ob Sie was fühlen. Und zwar die Vibration der Gabel. Dazu stößt Ihr Hausarzt die Gabel an, die dann mehr oder minder lautlos vor sich hin schwingt. Den Fuß der Gabel setzt er nun flugs auf Ihren Fuß oder Knöchel. Jetzt spüren Sie die Gabel an sich, klar. Aber spüren Sie auch, dass die Gabel *vibriert*? Diabetiker sagen oft: Nö. – Nö! So als sei das das Normalste auf der Welt. Deren Nerven sind dann schon nicht mehr ganz heil, zumindest nicht in dieser entlegenen Ecke des Körpers. Die Nerven beherrschen zwar noch alles andere, aber ihr sogenanntes Vibrationsempfinden, das ist dahin. Weil die Nerven aber alles andere noch beherrschen und also alle anderen Infos noch zuverlässig weitergeben

(zum Beispiel: Aua, spitzer Stein! Achtung, Fuß hoch! Vorsicht, Fuß jetzt langsam wieder aufsetzen!), fällt das beginnende Kaputtsein der Nerven im Alltag erst mal nicht groß auf. Bis dann eben einer mit der Stimmgabel kommt.
Und Fun Fact am Rande: Haben Sie schon mal vom sogenannten stummen Herzinfarkt gehört? Ja? Das funktioniert so: Diabetes macht über die Jahre nicht nur ganz unbemerkt die Nervenverkabelungen an Fuß und Bein kaputt, sondern auch die der inneren Organe. Zum Beispiel die des Herzens. So kann es zu der extremen Konstellation kommen, dass ein Diabetiker einen Herzinfarkt hat – also eine Sache, die sich für andere anfühlt, als würde man mit einem stacheldrahtumwickelten Zaunpfahl gepfählt – und der Diabetiker merkt von alledem: nichts. Nichts! Er hat dann einen sogenannten *stummen* Herzinfarkt. Und so viel Fun ist an dem Fact dann gar nicht dran. Er ist eigentlich eher ziemlich tragisch. Denn das Herz nimmt ja trotzdem krassen Schaden, auch wenn's nicht wehtut.
T wie Therapie. Noch eine typische Rückfrage: Wenn man nun Diabetes *hätte*, was könnte man dagegen tun? Das, meine Herren, könnte ich unmöglich in einem Buchstaben des Alphabets erklären. Noch nicht einmal in einem Kapitel. Noch nicht einmal in diesem ganzen Buch. Und sowieso geht's hier ja um Vorsorge, nicht um Nachsorge. Falls Sie jedoch inzwischen bei der Vorsorge waren (High Five!) und sich eine Diabetesdiagnose abgeholt haben (Low Five) und nun hier nach Antworten suchen, so will ich Sie doch zumindest an das Allerwichtigste erinnern: Diabetes Typ 2 ist hausgemacht. Zum einen sind das Ihre Gene. Diesen Teil des

Hauses haben Sie nicht unter Kontrolle. Schämen und grämen Sie sich also nicht. Zum anderen sind das aber auch Sie, was Sie tun und was Sie nicht tun. Diesen Teil *haben* Sie unter Kontrolle, zumindest ein Stück weit. Jetzt lohnt es sich für Sie mehr denn je, das Heft in die Hand zu nehmen. Denn ein Diabetes, von dem Sie bisher nichts gemerkt haben, als Labordiagnose, ist das eine. Aber ein ausgewachsener Diabetes, der Ihnen alle Organe zerdeppert, ist das andere. Zwischen beidem liegen viele, viele Jahre, meistens sogar Jahrzehnte. Und viele, viele Entscheidungen. Treffen Sie also die richtigen. Wenn Medikamente nötig sind, nehmen Sie sie auch. Wenn noch keine nötig sind, dann umso besser. Aber tun Sie nicht *nichts*. Wenn es eine Sache gibt, die Diabetes garantiert nicht heilt, ist das: Sand. Also stecken Sie Ihren Kopf nicht da rein. Sondern tun Sie was. Sie müssen an Ihrem Leben ja nicht alles und nicht alles sofort ändern. Aber *etwas* sollten Sie schon ändern. Und tatsächlich am besten sofort. Denn so ein plötzlicher Diagnoseschreck ist für die Motivation eigentlich eine prima Startrampe. Nutzen Sie sie.

U wie Untereinheit. Zurück zur Sachlichkeit. Noch drei kurze Fragen zum Schluss: Was hat es mit dem sogenannten Blutzuckergedächtnis auf sich? Kann man Diabetes nicht auch *damit* diagnostizieren? Das ist – richtig. Kennen Sie das berühmte Hämoglobin? Man nennt es auch den roten Blutfarbstoff, aus offensichtlichen Gründen. Das Färben ist aber nicht die eigentliche Aufgabe des Hämoglobins. (Im Gegenteil: Die Farbe des Blutes ist der Natur wahrscheinlich herzlich egal.) Viel entscheidender ist, dass das Hämoglobin den Sauerstoff in alle Ecken und Enden Ihres Körpers transportiert.

Das Hämoglobin wird dazu in die roten Blutkörperchen gepackt und rauscht mit ihnen durchs Blut. An eine bestimmte Untereinheit des Hämoglobins hängt sich nun immer wieder Glucose ran. Eine Art Trittbrettfahrer. Ist der Blutzuckerspiegel hoch, hängt sich viel Glucose ran. Ist er niedrig, wenig. Und ist die Glucose einmal aufgesprungen, bleibt sie dort. Und zwar bis das rote Blutkörperchen stirbt. Das dauert in der Regel acht bis zwölf Wochen. Ist nun der Anteil der Hämoglobin-Proteine mit Zucker-Trittbrettfahrern besonders hoch, heißt das, dass in letzter Zeit (also in den letzten acht bis zwölf Wochen) der Zucker-Level im Blut besonders hoch gewesen sein muss.

Diesen Anteil der gezuckerten Hämoglobin-Untereinheiten kann man nun bestimmen. Man nennt diesen Wert den HbA1c-Wert. Meistens wird er in Prozent angegeben. Und dieser Wert ist dann das sogenannte Blutzuckergedächtnis. Im Gegensatz dazu gibt die normale Glucose-Messung – egal ob nun Nüchternblutzucker, oGTT oder Gelegenheitsblutzucker – immer nur den aktuellen Stand wieder. Hier und jetzt. Der HbA1c ist also nicht nur ein weiterer möglicher Test, um Diabetes auf die Schliche zu kommen, sondern mit Blick auf den Zeithorizont sogar ein sehr guter. Aber er ist auch wesentlich teurer. Und er hat bestimmte Schwächen. Er wird daher nicht als allgemeines Screening, sondern eher als strategischer Spezialist eingesetzt. Doch davon gleich mehr.

V wie Verlaufskontrolle. Wie oft sollten Sie sich auf Diabetes checken lassen? Wenn Sie keine auffälligen Symptome haben *und* bisher alle Tests negativ waren *und* Sie nicht ein riesiges Risikofaktorenpaket mit sich herumschleppen (zum Beispiel

Übergewicht plus Bluthochdruck plus Zigarettenliebe), dann reicht ein Blutzuckertest alle drei Jahre beim Check-up. Wenn Ihr Zuckerwert hingegen im Graubereich war, dann sollten Sie schon nach einem Jahr noch mal nachschauen lassen. Und wenn Sie bereits wissen, dass Sie Diabetiker sind, dann würde ich Ihnen in der Anfangsphase alle drei bis sechs Monate zu einer Kontrolle raten. Und *dafür* ist dann der HbA1c perfekt: Er ist der beste Kompass, in welche Richtung sich die Sache bei Ihnen im Allgemeinen entwickelt, unabhängig von der Tagesform.

Dazu noch eine Warnung: Die Diagnose-Schwelle liegt beim HbA1c bei 6,5 Prozent. Das heißt, bei einem HbA1c größer 6,5 steht fest: Sie haben Diabetes. Anders ist das jedoch, wenn Sie bereits wissen, dass Sie Diabetes haben und Ihr Wert zum Beispiel bei 8 oder 9 oder 10 liegt und Sie sich nun fragen, wie weit Sie den HbA1c mit Medikamenten wieder herunterholen müssen. Dafür ist 6,5 als Ziel zu streng. Sie (und Ihr Arzt) sollten Ihren Ehrgeiz also im Zaum halten. Denn den HbA1c durch Medikamente zu senken, verbessert Ihre Gesamtprognose nur bis zu einem gewissen Punkt. Und dieser Punkt scheint irgendwo um die 7,5 Prozent zu liegen. Senkt man den Zucker noch weiter ab, verbessert das die Sterblichkeit nicht. Im Gegenteil: Durch das Absenken unter 7,5 Prozent sterben höchstwahrscheinlich *mehr* Menschen, als wenn man einen höheren Wert hingenommen hätte – und entsprechend weniger Pharmaka. Das liegt daran, dass die medikamentöse Diabetes-Therapie ihre eigenen Risiken birgt. Meistens geht es dabei um die Verträglichkeit der Tabletten für die Niere. Oder um Hypoglykämien, die ein zu streng eingestelltes Insulinschema manchmal als Kollateralschaden produziert. Und diese Hypoglykämien können, wie berichtet, sogar tödlich sein. Und mit etwas potenziell Tödlichem vor etwas anderem potenziell Tödlichen zu schützen, das ergibt keinen Sinn. Also behalten Sie, wenn Sie Diabetiker sind, die 7,5 Prozent als Landebahn im Auge.

W wie Walken. Nun zur letzten Frage. Auch die ist meiner Sprechzimmererfahrung nach eine typische Patientenfrage. Es geht ums W wie Walken. Die Frage lautet jedes Mal (und wirklich jedes Mal) so: Wie können Sie von mir verlangen, Herr Doktor, dass ich walken gehe? Erstens, Herr Doktor, sind meine Gelenke kaputt. Zweitens, Herr Doktor, habe ich keine Walking-Stöcke. Drittens, Herr Doktor, sieht dieses Walken absolut bescheuert aus. – Was ich darauf antworte? Ich sage: Erstens, Herr Patient, *verlange* ich gar nicht, dass Sie walken. Ich empfehle es Ihnen nur. Zweitens, Herr Patient, verlange gar nicht *ich*, dass Sie walken. Es ist ja Ihr Diabetes. Drittens, Herr Patient, verlange ich gar nicht, dass Sie *walken*. Alles andere – geht auch. Zum Beispiel Schwimmen. Oder Aqua-Jogging. Oder Aqua-Boxing. Oder Aqua-Irgendwas. Oder Radeln. Oder Rudern. Oder Bouldern. Oder eben Crosstrainer. Wo auch immer Ihre Gelenke ein Problem haben (oder was auch immer Ihre Sorgen hinsichtlich Equipment oder Ästhetik sind), es wird sich eine Lösung finden lassen.

Egal was meine Patienten *vorher* für mich empfunden haben, *nach* dieser Spaßbremsen- und Spielverderber-Antwort strafen sie mich in der Regel erst mal ab. Liebesentzug. So was gibt es auch im Sprechzimmer. Ich kann das verstehen.

Warum? Als Student hatte ich viele, viele Jobs und viele, viele Chefs, von denen ich mir viele, viele Sprüche anhören musste. Und mein unerträglichster Chef in meinem unerträglichsten Job hatte folgenden unerträglichen Lieblingsspruch: Wenn du etwas wirklich willst, findest du einen Weg; wenn nicht, findest du eine Ausrede. – Mein Gott, wie habe ich diesen Spruch gehasst! Und wissen Sie, warum? Weil er stimmt. Und weil es einfach doppelt unerträglich ist, die Wahrheit aus dem Munde eines unerträglichen Menschen zu hören. Es bleibt aber – leider – die Wahrheit.

X, Y, Z wie Zapfenstreich. In diesem Kapitel habe ich Ihnen nun doch einiges an Appellen und Kamellen zugemutet. Vielleicht halten Sie mich inzwischen für so unerträglich wie ich damals meinen Chef. Das ist okay. Ich kann damit leben. (Und er konnte es auch.) Wichtiger ist, dass Sie mir die Wahrheiten, die ich an Sie herangebetet habe, abnehmen. Und ernst nehmen. Und was tun.

So. Ich für meinen Teil walke jetzt die Treppe zu meinem Nachbarn hinab und kippe ihm den Rest des Alphabets vor die Tür. Soll er – bei aller Liebe! – das Ding doch bitte schön selbst zu Ende schreiben. Wir sind hier fertig.

4

ÜBERRASCHUNGSEI

Hodenkrebs

Gentlemen, wir betreten jetzt ganz besonderes Terrain: Es geht um Ihre Kronjuwelen. Und ich möchte ganz offen sein: Es wäre mir recht, wenn Sie mal wieder duschen. Am besten eine ganze Weile lang. Am besten das ganze Kapitel über. Im Ernst. Vertrauen Sie mir. Wir haben inzwischen einiges miteinander durchgemacht. Ich denke, an dieser Stelle sind wir bereit für den nächsten Schritt.

Während Sie sich also gedanklich und organisatorisch bereit fürs Duschen machen, erzähle ich Ihnen schon mal was zu Ihren beiden Rumkugeln. Die waren bisher in diesem Buch ja nur Außenstehende (bzw. Außenhängende). Längst mag sich der kritische Leser daher gefragt haben: Hallo, geht's noch? Sollte das hier nicht ein Buch über *Männer*vorsoge sein? Ganz recht, ganz recht, kritischer Leser! Im Grunde ein Skandal. Deshalb rücke ich jetzt reuevoll das genuin Männliche am Mann, das für das Maskuline Entscheidende des maskulinen

Lesers ins Blickfeld. Sprich: Endlich geht's an die Eier. Klären wir dazu zunächst ein paar Grundlagen, ja? Das Einmaleins der Testikel sozusagen. Das Wieso-Weshalb-Warum des Klingelbeutels. Das ABC der Cojones. Das ... Na ja, ich denke, Sie haben's verstanden. Also los.

Wieso haben Sie überhaupt Hoden? Hoden haben im Wesentlichen zwei Aufgaben. Erstens produzieren Sie 95 Prozent der männlichen Sexualhormone. Allen voran: Testosteron. Damit sind die Hoden natürlich auch für 95 Prozent allen menschlichen Übels verantwortlich. Zum Beispiel für zu viele Haare an den falschen Stellen. Oder zu wenige an den richtigen. Oder für den Penis im Allgemeinen. Oder für Peniskomplexe im Speziellen. Außerdem für vermutlich 95 Prozent aller Schlägereien, Kneipen und Kneipenschlägereien. Die Hoden haben es also in sich.

Weshalb reißt man nach einem Tritt in den Schritt sofort Unfruchtbarkeitswitze? Hier kommen wir zur zweiten Aufgabe Ihrer Hoden: Die Hoden sind die Fabrik, die das Genmaterial produziert, aus dem einmal Ihre Nachkommen entstehen werden. Oder zumindest entstehen *könnten*. Die Natur hat sich für dieses (in der Regel) kostbare Material ein absolut elegantes Verpackungsdesign ausgedacht, eine Kreuzung aus einer Kaulquappe und einem Torpedo: die Spermien. Diese Spermienfabrik wurde im Laufe der Evolution outgesourct. Örtlich gesprochen. Denn sie baumelt Ihnen bekanntlich glockig zwischen den Beinen. Eine Hängepartie. Dabei könnte man sie sich auch hübsch eingebettet im Innersten, gut verpackt zwischen Leber und Niere zum Beispiel, vorstellen. Das führt uns zur nächsten Frage.

Warum hängen die Hoden, wo sie hängen? Klar ist: Dort wo sie hängen, hängen sie oft im Weg. Die Gefahr, sich anatomisch irgendwie zu verhaspeln, ist allgegenwärtig. Es braucht nicht viel – und es verwurstelt sich was. Oder es klemmt was ein. Schlimmstenfalls im Reißverschluss. Das alles wirft die Frage auf: Hätte es da nicht eine bessere Lösung gegeben? Einen weniger exponierten Hoden-Spot? Zwanglos hinter die Ohren geheftet zum Beispiel. Einmal rechts, einmal links. Das wäre immer noch recht unauffällig. Und aerodynamisch vermutlich gar nicht schlecht. Oder wie wär's mit der Po-Ritze, dem Männerdekolleté, als wattiges Lager? Da ist ja oft noch üppig Luft nach oben. Man hätte die Hoden passgenau (und optisch gefällig) einbetten können; wie zwei Schokoeier ins Osternest. Oder warum nicht gleich in die Achselhöhlen? Da gäbe es (a) Platz und (b) sowieso schon Schamhaare. Denken Sie an die Synergieeffekte! Aber nein, die Evolution hat es sich mal wieder anders zurechtgewürfelt. (Gott würfelt ja bekanntlich nicht. Deshalb lasse ich ihn dieses Mal außen vor.) Ganz frei von Zweifeln scheint die Natur in ihrer Entscheidung (bzw. Fehlentscheidung) aber ohnehin nicht gewesen zu sein. Woran man das sieht? Nun, es gibt da im biologischen Werdegang eines jeden Menschen ein aufschlussreiches Phänomen. Wir alle sind ja als recht kleiner, recht klumpiger, aber recht vielversprechender Zellhaufen in diese Welt gestartet. Irgendwann sortiert sich der Zellhaufen dann: Kopf hier, Hand da, Fuß dort, außerdem das ein oder andere innere Organ. Am Ende floaten wir als quasi fertiges Menschengeschöpf im Fruchtwasser, über die Nabelschnur mit unserer Mutter verbunden – wie ein Astronaut beim Weltraumspaziergang mit dem Mutterschiff. Und so, frei flottierend, warten wir dann auf den Startschuss, also unsere Geburt. Während dieser Entwicklung machen auch unsere Hoden einiges durch: Sie hängen anfangs nämlich eben *nicht* zwischen den Beinen, sondern im Bauch. Dort knospen sie zunächst glücklich vor sich hin. Irgendwann räuspert sich der Organismus dann und sagt: »Ähem, sorry, Hoden, ich hab's mir anders überlegt: Ihr seid hier falsch.« Erst dann seilen sich die Hoden langsam ab, Richtung Schritt. Dabei schleifen sie aber ihre komplette Verkabelung mit (Arterien, Venen, Nerven und so weiter). So, als würden Sie, lieber Leser, mit dem Staubsauger ein Stockwerk tiefer wollen, wären dabei aber zu faul, den Stecker umzustöpseln. Langer Rede kurzer Sinn: Das ist ein ganz schöner Heckmeck mit den Hoden, entwicklungsanatomisch gesehen, weil die nämlich erst mal fernab des Schritts angepflanzt waren.

Warum also der ganze Aufwand? Warum die Glocken vor die Hütte hängen? Die Antwort lautet: Kühlung. Den Hoden ist es im Körper einfach zu warm! Genauer gesagt: Der Spermienmanufaktur ist es dort zu warm. Sie produziert in puncto Qualität und Quantität einfach besser, wenn es einen Ticken kälter ist. Zumindest kälter als die 37 Grad, die in Ihrem Inneren, im sogenannten Körperkern, ansonsten herrschen. Zwischen Ihren Beinen hingegen – das leuchtet sofort ein – kann sich die Natur in der Regel auf eine kühle Brise verlassen. In der Regel! Denn denken Sie mal an Ihre heiß geliebte Sitzheizung in Ihrem heiß geliebten BMW. Oder an die (weniger heiß geliebten) langen Unterhosen Ihrer Kindheit. Oder an selbst gestrickte Eierwärmer. Oder ans Intimfrisurenföhnen.

Oder, oder, oder! Tatsache ist: Sollten Sie demnächst Nachwuchs planen, dann halten Sie sich von all diesen Dingen am besten fern. Weit fern. Kein Witz! Perfekt für die Produktion wären 34 bis 35 Grad. Zwar müssen Sie sich jetzt nicht ständig ein Thermometer zwischen die Beine klemmen. Einmal Schottenrock ohne alles genügt, würde ich sagen. Aber bevor Sie bei einem Kinderwunsch, der partout nicht in Erfüllung geht, ans Aufgeben denken (oder ins Esoterische abrutschen), hinterfragen Sie lieber einmal Ihre Coolness. Genauer gesagt: die Coolness Ihrer Hoden.

So, ich denke, das reicht für den Start, was die Hoden-Basics anbelangt. Darf ich davon ausgehen, dass Sie inzwischen im Bad stehen? Blank und bloß? Ready to rumble? Power in the shower?

Okay, ich gebe Ihnen noch mal zwei Minuten. Wenden wir uns aber indessen schon mal dem Kerngeschäft dieses Kapitels zu: den Hodentumoren. Denn ja: Auch einem so arglos vor sich hin baumelnden Organ wie dem männlichen Hoden kann so einiges zustoßen. Unter anderem leider Krebs. Nun ist es zwar so, dass man bei den meisten Dingen, die so einem Hoden im Laufe seines Lebens passieren (Tritte, Bälle, Lippen, Lappen), als Besitzer recht schnell merkt, dass da was vor sich geht. Man verpasst es in der Regel nicht. Anders aber im Fall von Tumoren: Die können durchaus eine ganze Weile unbemerkt vor sich hin wachsen. Umso wichtiger also, dass Sie wissen, wie man sie checkt und entdeckt. Und darum geht's in diesem Kapitel.

Zunächst sei Ihnen gesagt: *Den* Hodenkrebs gibt es im Grunde nicht. Es gibt eher eine ganze Großfamilie bösartiger Hodentumore. Sinnvoll ist die Einteilung in sogenannte Seminome und Nicht-Seminome. Denn hier gibt es gewisse Unterschiede, was Therapie und Prognose betrifft. Die Seminome machen grob die Hälfte der bösartigen Hodentumore aus. Bei ihnen handelt es sich im Prinzip um missratene Kaulquappen-Tornados (Sie erinnern sich?). Der große, illustre Clan der Nicht-Seminome hingegen umfasst verschiedene danebengegangene Varianten der ganzen *anderen* Gewebsarten, die im Hoden so vorkommen. Hier gibt es zum Beispiel so bezaubernd benannte Brüder wie die Dottersacktumore, die Chorionkarzinome oder die Teratome. Sie müssen diese Liste nun weder aussprechen noch auswendig können, denn es macht fürs Vorsorgen erst mal keinen Unterschied, was für ein Typus Tumor vorliegt. Entscheidend ist, *dass* einer vorliegt. Und natürlich, dass wir ihn aufspüren. Aber dazu gleich mehr.

Normalerweise gilt ja beim Thema Krebs: Alter vor Schönheit. Gleiches gilt übrigens auch für unsere beiden schon gefeatureten Volkskrankheiten, also Bluthochdruck und Diabetes Typ 2. Das trifft jedoch nicht zu, wenn es an die Kronjuwelen geht. Denn dort nimmt die Wahrscheinlichkeit, sich einen Tumor einzufangen, mit steigendem Alter – Achtung! – ab. (Dieses Alleinstellungsmerkmal können Sie sich schon mal auf die Duschkabinenwand schreiben. Sie werden bald merken: Es gibt noch weitere.) Typischerweise sind die Männer, bei denen ein Hodentumor festgestellt wird, nämlich zwischen 25 und 45 Jahre alt, also – gemessen am Schnitt einer typischen Wartezimmerbesatzung – noch ziemlich jung. Die Spitze liegt irgendwo um die 37 Jahre. Erst mit 70 gibt es noch einmal einen zweiten kleinen Peak. Ansonsten ist das Ganze in den mittleren bis älteren Semestern aber ein recht rares Phänomen.

Auch insgesamt betrachtet sind Hodentumore ein seltenes Ereignis. In Deutschland ploppen pro Jahr nur circa 4000 auf dem Radar auf. Das ist nicht einmal jede hundertste Krebsdiagnose hierzulande. Zum Vergleich: Vom Männertumorklassiker par excellence, dem Prostatakrebs, lassen sich imposante 60 000 neue Fälle pro Jahr verzeichnen. Warum wir uns dann überhaupt damit beschäftigen? Nun: Erstens sind 4000 Fälle immer noch eine ganze Menge. Auch hier ein Vergleich: Pro Jahr gibt es in Deutschland etwa 3000 Tote durch Verkehrsunfälle. Und diese 3000 Toten sind zu Recht ein Riesenthema in der Republik. Alle Welt macht sich Gedanken, wie man die Zahl kleinkriegen kann. Und Hodenkrebs? Ohne Behandlung stirbt man daran auch. Glücklicherweise tun das zwar die meisten nicht, aber eben *weil* der Krebs entdeckt und behandelt wird. Damit das so bleibt, muss es ein Thema bleiben.

Zweitens ist Hodenkrebs zwar *insgesamt* eine seltene Plage, gerade für junge Männer jedoch eine häufige. Um genau zu sein: Es ist sogar *die* häufigste Krebsart unter jungen Männern. Sprich: *Falls* Sie als junger Mann Krebs bekommen, dann höchstwahrscheinlich Hodenkrebs. Noch ein Grund also, das Thema zumindest für diese Gruppe, also die jungen Männer, an die große Glocke zu hängen.

So: Jetzt sollten Sie wirklich duschen gehen. Ich meine das ernst. Legen Sie Ihre Klamotten ab und stolzieren Sie ins Bad. (Oder andersherum.) Drehen Sie den Hahn auf. Lassen Sie es

rieseln und prasseln. Justieren Sie die Temperatur Richtung mollig warm. Lockern Sie Ihre Gliedmaßen, Ihr Gemüt, Ihr Gemächt. Tauchen Sie ein.
Während Sie sich abbrausen und eingrooven, präsentiere ich Ihnen ein weiteres Alleinstellungsmerkmal dieses Kapitels. Sie können es sich, wie gesagt, direkt auf die bestimmt längst beschlagene Duschkabinenwand schreiben. Zur Erinnerung, das besondere Merkmal Nummer eins war: Hodenkrebs tritt (anders als alle anderen Krankheiten dieses Buches) mit zunehmendem Alter nicht häufiger, sondern seltener auf. Es ist ein Phänomen des *jungen* Mannes. Das zweite besondere Merkmal nun: Hodenkrebs ist zwar an sich tödlich, wenn man nichts tut. *Wenn* man jedoch etwas tut, dann ist er spektakulär gut behandelbar. Von 100 Patienten, die die Diagnose Hodenkrebs erhalten, leben nach fünf Jahren noch fast alle – um genau zu sein: noch 98, wenn wir von Seminomen sprechen, bzw. noch 95, wenn es um Nicht-Seminome geht. Es gibt kaum eine Krebsart, von der man das behaupten könnte. Und selbst wenn der Krebs bereits gestreut hat, liegt die Überlebenschance immer noch bei mindestens 50 Prozent. 50 Prozent – trotz Metastasen! Als Mediziner muss ich sagen: Das ist atemberaubend. Je nach Ort und Umfang der Tumor-Ableger steigen Ihre Chancen sogar auf 90 Prozent. So viel Hoffnung gibt es bei den meisten Krebsarten selbst *ohne* Metastasen nicht.
Daher stellt sich uns wieder die Frage in den Weg: Warum um Himmels willen beschäftigen wir uns dann überhaupt mit dieser offensichtlich harmlosen Krankheit? Leider ist »harmlos« aber das absolut falsche Wort. »Glimpflich« trifft es bes-

ser. Man kommt meist mit dem Schrecken davon, ja. Allerdings meist auch mit einem Hoden weniger. Wie bitte? Ja, Sie haben ganz recht gehört: Hodenkrebs kostet Sie zwar fast nie das Leben. Aber fast immer einen Hoden. Denn die hodenschonende Variante, den Krebs einfach akkurat aus dem Ding herauszupulen, ist technisch so nervig und im Ergebnis so unzuverlässig, dass die Chirurgen stattdessen fast immer dem Prinzip Sommerschlussverkauf folgen: Alles muss raus. Sie halten zwar während der OP noch kurz inne und lassen sich vom Pathologen bestätigen, dass man es hier tatsächlich mit etwas Bösartigem zu tun hat. Aber dann: Tabula rasa. Sprich: Der kranke Hoden muss ab. Oder besser gesagt: Er muss *raus*. Denn man säbelt ihn nicht weg, schon gar nicht samt Säckchen. Nein, man macht einen kleinen Schnitt in der Leiste. Dort gibt es einen Kanal, in dem die ganze Verkabelung zwischen Bauch und Hodensäckchen verläuft. An diesem Strang entlang holt man den Hoden dann sachte raus aus dem Säckchen. Der Hodensack selbst bleibt hängen. Unversehrt. Nur eben leer. Wobei: Wenn Sie möchten, legt man Ihnen dort als Ersatz eine Attrappe rein. Einen Silikonhoden. Das sieht absolut glaubhaft aus. Und es fühlt sich sogar glaubhaft an. Das erspart einem das ein oder andere blöde Gespräch in der Sauna. Und im Bett.

So weit zur OP. Die Entfernung Ihres Hodens – das zarte Fachwort lautet: Orchiektomie – ist allerdings nicht der einzige Preis Ihres Überlebens. Auch die Chemo hat es in sich. Zwar ist die gute Nachricht auch hier: Hodenkrebs spricht supergut an. In der Regel putzen die Medikamente alle Krebszellen weg. Aber eine Schlenderei durch den Orchideengarten ist das trotzdem nicht. Sie werden überleben, ja. Aber Sie werden fluchen, Sie werden speien, Sie werden manchmal sogar Ihre Haare verlieren.

Neben der Chemo gehören beim Hodenkrebs auch Bestrahlungen zum medizinischen Repertoire. Die Nebenwirkungen sind meist geringer, können aber trotzdem ziemlich ätzend sein. Vor allem, wenn der Bauchraum bestrahlt werden muss, weil sich dorthin bereits kleine, gemeine Metastasen abgesetzt haben.

Und wie sieht es mit der Fruchtbarkeit aus? Denkt da mal bitte jemand dran, bevor man das Skalpell ansetzt oder eine Chemo durch den Körper jagt? Ja, jemand denkt: Sie haben doch noch eine Spermienfabrik auf der anderen Seite. Meistens reicht die. Zur Sicherheit wird man Ihnen aber trotzdem zur Kryokonservierung raten. Zu Deutsch: Man friert Ihnen eine Portion Spermien für später ein. Eine Art Survival-Paket für Ihre Familienplanung.

Die fantastischen Überlebensraten beim Hodenkrebs gibt es also nicht umsonst. Und was mir eben einfällt: auch Ihr Duschwasser nicht. Ich sollte Sie also nicht länger unter der Brause warten lassen und Ihnen verraten, warum wir (bzw. Sie) hier sind. Es ist nämlich so: Die Hodenkrebsvorsorge kann man natürlich, wie alle anderen Vorsorgen dieses Buches auch, beim Arzt oder bei der Ärztin machen. Aber so richtig Best Practice ist das in diesem Fall nicht. Erstens beginnt die große Zeit der *anderen* männerspezifischen Untersuchungen erst ab so Mitte 40. Da ist die goldene Ära der Hodentumore aber, wie Sie wissen, schon wieder vorbei. Wenn Ihnen also Herr Hausarzt oder Frau Urologin beim typischen Männer-TÜV (den wir noch ausführlich besprechen werden) sanft zwischen die Beine fasst, um Ihr Paket nach Tumoren abzutasten, dann kommt das reichlich spät. Dieser Männer-TÜV findet nämlich erst ab 45 Jahren statt. Und spätestens da ist man beim Thema Hodenkrebs ja eigentlich aus dem Schneider. Zweitens tut Herr Hausarzt oder Frau Urologin bei diesem TÜV auch nichts anderes als genau das: abtasten. Mit der bloßen Hand. Plus/minus Gummihandschuh, je nach hygienischer und persönlicher Vorliebe.

Und kennen Sie dieses Gefühl, wenn man beim Fachmann war und sich hinterher denkt: Das hätte ich aber auch alleine hinbekommen! Bei der Hodenvorsorge wird es Ihnen in Zukunft genauso gehen. Denn im Rest dieses Kapitels habe ich für Sie ein kleines Boot Camp vorbereitet, einen Crashkurs für unter der Dusche: Ich werde Sie – Trommelwirbel! – zum Experten für Ihre Hoden ausbilden. Und zwar zum besten Experten, den es hierfür je geben wird. Denn egal, wie lange Ihr Doc studiert hat, und egal, wie viele Titel auf seinem Türschild stehen: Niemand wird Ihre Hoden je so gut kennen wie Sie. Und niemand verbringt so viel Zeit mit ihnen wie Sie. Und damit wird auch niemals jemand so zuverlässig und so zeitig wissen wie Sie, wenn es da was Neues gibt.

Damit wissen Sie nun übrigens auch, was die dritte Besonderheit dieses Kapitels ist: Die Hodentumor-Vorsorge ist eine echte Do-it-yourself-Vorsorge. Sie ist was für Heimwerker. Für Pragmatiker. Sie ist übrigens auch was für Warmduscher. Womit wir wieder bei Ihrer Nebenkostenabrechnung wären. Strapazieren wir die also nicht länger und starten mit der Vorsorge: Allez!

Schritt 1: die Goldwaage. Unter der Dusche nehmen Sie zunächst Ihr gesamtes Paket von unten in die locker geöffnete Hand. Hoden eins, Hoden zwei, und drumherum den Hodensack, das sogenannte Skrotum. So, als wollten Sie das ganze Ensemble einmal auf die Goldwaage legen. Bewegen Sie Ihre Hand ruhig zwei-, dreimal leicht auf und ab. Und schauen Sie dabei ruhig in den Spiegel. Das alles hilft, um ein Gefühl für die Sache zu entwickeln. Wie Sie bereits durch diese erste unverbindliche Kontaktaufnahme feststellen werden, tut das warme Wasser dem Skrotum gut. Der Beutel macht sich locker. Er lässt mal so richtig die Seele baumeln. Dieser Zustand ist die technische Qualitätsgrundlage der gesamten Vorsorge. Bitte unterstreichen Sie sich das: warm, entspannt, Qualitätsgrundlage.

Zum Vergleich: Drehen Sie das Duschwasser mal auf so-kalt-wie-möglich. Denken Sie an Sibirien. Denken Sie an Schnee und Eis – und eine tiefgefrorene Wodkaflasche. Klemmen Sie sich die Flasche gedanklich in den Schritt. Lauschen Sie dem frostigen Atem der Tundra. So, was sagt zu alledem Ihr Hodensack? Er ist beleidigt! In Nullkommanichts hat er sich zurückgezogen: klein, fest, kompakt. Ein Schildkröteneffekt. Ein Schneckenhausmoment. Und nun versuchen Sie mal, in diesem ledrigen, zusammengekauerten Beutel nach Ihren beiden Hoden zu tasten: Man muss schon recht beherzt reingrabschen, um die Kugeln überhaupt zu fassen zu kriegen. Daher noch mal doppelt unterstreichen: warm, entspannt, Qualitätsgrundlage.

Schritt 2: die Grillzange. Sobald Sie sich per Goldwaage versichert haben, dass der Hodensack hinreichend entspannt (und das Hodenpaar noch da) ist, kann die eigentliche Arbeit beginnen. Und zwar müssen Sie Ihren Hoden jetzt zunächst gut zu fassen bekommen. Das ist die Grundlage, damit Sie ihn dann im nächsten Schritt ordentlich abtasten können. Für das Fassen gibt es tatsächlich verschiedene technische Protokolle. Die Deutsche Gesellschaft für Urologie, also die Hodenexperten vom Dienst, empfehlen eine Art Zangengriff, bei dem der Daumen die Oberseite des Hodens und das Duo aus Zeigefinger und Mittelfinger die Unterseite berührt. Das Ganze macht die rechte Hand am rechten Hoden und die linke Hand am linken. Andere hingegen bevorzugen ein Nacheinander statt einem Nebeneinander. Sprich: Erst beide Hände am rechten Hoden, dann beide am linken. Wieder andere nehmen nur zwei Finger. Und wieder andere setzen die Finger eher vorne und hinten statt oben und unten an. Am Ende spielen die Details keine Rolle. Probieren Sie es einfach aus. Das Ziel ist ein stabiler, freundlicher Zugriff auf Ihre Juwelen. Denken Sie nicht an eine Pinzette. Denken Sie nicht an einen Nussknacker. Denken Sie nicht an einen Schraubstock. Denken Sie an Ihre Profi-Grillzange, mit der Sie sachte Ihre Burger-Pattys wenden (bzw. Ihre Auberginen-Scheiben). Die beiden Arme der Zange sind meistens wie zwei Löffel geformt. Und sie werden von einer Feder auseinandergehalten. Das gibt Ihnen beim Greifen viel, viel Gefühl – aber gleichzeitig auch die Sicherheit, dass nichts runterfällt. Und in genau diesem Spirit sollten Sie nun auch Ihre Hoden zwischen Ihren Fingern haben.

Schritt 3: das Ballett. So, aus dieser Grundformation heraus entfalten wir nun unser Aufbauspiel. Wie am Grill. Und wie beim Fußball. Und wie… Stopp! Ich muss mich unterbrechen: Gehen Ihnen meine dauernden Männer-Klischees inzwischen auf den Keks? Ja? Nichts als Fleisch und Fußball! – Hm. Da haben Sie wohl recht! Ich mache Ihnen mal einen Vorschlag: Die Hodenvorsorge ist ja eine recht filigrane Angelegenheit. Lassen wir daher das Brachiale mal hinter uns – und stellen uns das Abtasten Ihres Hodens als kleines Miniaturballett vor. Das passt technisch ohnehin ganz gut. Also los: Bringen Sie Ihre Finger in die Grundhaltung, sprich die Grillzange. Im Ballett würde man das *La première position* nennen. Nun winkeln Sie Daumen und Zeigefinger leicht an (»Demi-plié!«). Und jetzt lassen Sie einen Finger sanft auf der Murmel kreisen, während die anderen an Ort und Stelle bleiben (»Rond de jambe!«). Wenn Sie fertig sind, verschieben Sie das Ganze mit einem eleganten Rutscher ein paar Millimeter weiter (»Petit jeté!«). Und so weiter. Und so fort. Na, wie ist das?

Falls Sie nun übrigens feststellen, dass Ihre Genitalien auf das Französisch, ähem, positiv ansprechen, dann ist das ein wunderbarer Nebeneffekt. Denn es verbessert die Durchblutung und macht alles noch leichter tastbar. Am Ende sollten Sie jedenfalls einmal um die ganze Murmel herumgetänzelt sein. Und falls Ihnen weder Fleisch-, noch Fußball-, noch Ballettvergleiche didaktisch weiterhelfen, hier noch die Kurzversion für echte Macher: Nehmen Sie einfach Ihre Hoden zwischen die Finger und tasten Sie sie einmal ringsherum ab. Fertig.

Schritt 4: die Routine. Wohin führt das alles? Für die Hodenvorsorge gilt das Gleiche wie für Dauerkarten: Das Ganze rechnet sich erst, wenn man's öfter macht. Daher ist auch beim Hoden-Check das Allerwichtigste nicht, dass Sie es einmal so richtig *perfekt* machen. (Zum Beispiel während unserer gemeinsamen Viertelstunde unter der Dusche eben.) Sondern, dass Sie es *regelmäßig* machen. Sie brauchen Routine. Und *die* macht dann die Qualität. Zum einen, weil man so eher die Chance hat, Neues – also jede Veränderung – *früh* zu erkennen. Zum anderen, weil man dann eher die Chance hat, Neues auch als neu zu erkennen. Denn nur, wer seine Hoden kennt, weiß, was da hingehört und was nicht.

Was bedeutet nun aber »regelmäßig«, wenn es um die Hoden geht? Und täglich grüßt das Murmeltier? Nein, das wäre zu oft. Machen Sie es eher wie der Vollmond, nämlich etwa einmal pro Monat. Entwickeln Sie Ihr eigenes Erinnerungsritual. Es sollte diskret, aber trotzdem suggestiv sein. Eine Notiz am Kühlschrank zum Beispiel (»Eier nicht vergessen!«). Oder ein Post-it auf dem Firmenlaptop (»Monatsbilanz!«). Oder ein Reminder auf dem Handy. Als Klingelton wählen Sie auch hier am besten etwas Chiffriertes. Aber mit der nötigen Energie und Entschlossenheit. Zum Beispiel Metallica (»For whom the bell tolls«) oder AC/DC (»Hells Bells«). Oder saisonal »Kling, Glöckchen, klingelingeling«. Ihnen wird schon was einfallen.

Die ersten paar Male schadet es auch nicht, vor dem Selbst-Check das Tastprotokoll noch einmal durchzugehen. Schritt für Schritt. Machen Sie sich also hier und jetzt ruhig ein Eselsohr ins Buch. Oder kaufen Sie sich gleich das Hörbuch und lassen Sie es im Badezimmer laufen. (Sollte es aktuell noch gar kein Hörbuch zum Buch geben, wäre nun übrigens ein guter Moment, eine entsprechende Fan-Mail an meinen Ver-

lag zu schreiben.) Oder Sie bitten jemanden, Ihnen die entsprechenden Passagen während des Duschens vorzulesen. Dafür muss man natürlich das richtige Personal finden. Aber auch hier denke ich: Ihnen wird schon was einfallen.
Vielleicht ist für *Ihre* Routine die Dusche auch gar nicht der richtige Ort. Ich zum Beispiel habe das letzte Mal vor vier Jahren in Ruhe geduscht. (Mit Betonung auf: in Ruhe!) Dann kam meine erste Tochter zur Welt und hat das In-Ruhe-Duschen seither mit beeindruckender Effektivität verhindert. Ob wickeln oder weinen: Sie hatte von Beginn an ein untrügliches Gespür für die passenden Momente. Und seit sie sprechen kann, hat alles eine ganz neue Dimension erreicht:

- »Paaaapa, was maaaachst du?«
- »Ich dusche.«
- »Paaaapa, was maaaachst du?«
- »Ich duuuuuuuuuuuusche!«
- »Paaaapa, was maaaachst du?«

Sie ignoriert meine Antworten einfach, wenn sie ihr nicht passen.
Aber ich wollte Ihnen gar nicht die Ohren volljammern, was die Herausforderungen des Kinderhabens anbelangt. Ich wollte Sie lediglich an den hohen Wert des Duschens erinnern. Früher war das in meinem Leben so etwas wie ein Kulturgut: wohl etabliert und reich nuanciert. Heute ist es ein plattes Funktionselement der Basishygiene. Vor allem aber wollte ich Ihnen klarmachen, dass Sie allen Dingen, die einen festen Platz in Ihrem Leben haben sollen (Duschen, Kinder,

Katzen, Lover, Hoden), diesen Platz auch einräumen müssen. Der Platz muss zur Sache passen und die Sache zum Platz – und beides zu Ihnen. Falls Sie also keine Zeit haben, die Vorsorge morgens unter der Dusche zu machen, oder keinen Nerv, dann suchen Sie sich eben einen anderen Ort. Und eine andere Zeit. Basta.

Und wie soll das bitte schön gehen?, werden Sie sich jetzt vielleicht fragen. Wir schauen noch mal in unsere Notizen. Unterstrichen haben wir nicht die Dusche und das Wasser, sondern: warm, entspannt, Qualitätsgrundlage. Nun: Warm und entspannt kann es zum Beispiel ja auch abends unter der Bettdecke zugehen. Dann ist Ihre Qualitätsgrundlage eben Ihre Federkernmatratze. Technisch kann man die Vorsorge mit etwas Übung jedenfalls auch im Liegen machen. Dann fließt das Skrotum halt zwanglos in die Horizontale. Und die Hoden wabern in der Mitte. So eine Art Spiegelei. Auf dem findet dann Ihr Ballett statt, nicht um den hängenden Murmelbeutel herum. Sie sollten nur darauf achten, dass Sie das Spiegelei auch mal wenden. Denn das Ziel ist und bleibt auch hier: einmal Ihre Kugeln von *allen* Seiten abtasten. Egal also, ob Dusche oder Bett: Es muss eine echte 360-Grad-3D-Vorsorge sein. Solange Sie das gewährleisten, sind die örtlichen und zeitlichen Details egal. Hauptsache, Sie machen's. Und Hauptsache, Sie fühlen's.

So viel zum Prozedere. Idealerweise sind Sie darin bald so versiert, dass Sie Ihrem Urologen stolz sagen werden können: Ich fühle was, was du nicht fühlst! Trotzdem wird Ihnen der Urologe aber, Stand jetzt, noch etwas voraushaben. Nämlich Wissen. Denn das Tasten ist das eine. Aber das Wissen, *was* man da ertastet, das andere. Und um dieses Wissen kümmern wir uns nun. Wir beginnen mit dem Normalfall: Wie fühlt sich der stinknormale, gesunde Hoden an? Dann gehen wir kurz die häufigsten pathologischen Fälle durch, also die Da-stimmt-was-nicht-Verdachtsmomente. Die wichtigste Message hierzu gleich vorweg: Nicht immer, wenn man etwas Auffälliges tastet, ist das gleich Hodenkrebs. Im Gegenteil: Es ist sogar die Ausnahme.

Der Standardhoden. Der normale Hoden kommt als Paar daher, einer links, einer rechts. Er hat eine mittlere Festigkeit, etwa so, wie ein Chicken-Nugget, das man drei Tage irgendwo hat liegen lassen. Die Hodenoberfläche ist im Wesentlichen glatt. Nicht spiegelglatt zwar, aber doch unaufgeregt und homogen. Vielleicht kommt die Haut von Zitronen oder Orangen dem Hoden am nächsten. In puncto Oberfläche, meine ich, nicht in puncto Form. Denn da haben wir es bei den Eiern natürlich mit – Achtung: Spoiler! – Eiern zu tun. Sie sind oval. Wir fassen also zusammen: Der normale, gesunde Hoden ist eiförmig, Chicken-Nugget-fest und zitrusfruchtartig texturiert. Können Sie das von Ihren bestätigen? Na, dann herzlichen Glückwunsch: alles gut.

Schon ab dem vierten oder fünften Selbst-Check werden Sie übrigens feststellen, dass Sie gar keine abenteuerlichen Nahrungsmittelvergleiche mehr brauchen. Denn dann werden Sie intuitiv einfach nur noch prüfen, ob das, was Sie fühlen, in etwa dem entspricht, was Sie die ganzen vorigen Male gefühlt haben. Und genau das macht Sie für Ihre Hoden dann irgendwann zum Fachmann: Sie kennen die Dinger. Sie haben die Expertise. Und damit können Sie zukünftig auch selbst entscheiden, was zu tun ist. Denn alles, was da unten neu, also plötzlich verändert ist, heißt tendenziell: abklären. Alles aber, was da unten schon immer so gewesen ist, heißt tendenziell: abhaken.

Das gilt auch für die Größe der Hoden an sich. Die variiert. Sowohl von Mann zu Mann als auch von Hoden zu Hoden, als auch von Zeit zu Zeit. Eine richtige oder falsche Größe per se gibt es nicht. Selbst wenn Ihre beiden Hoden unterschiedlich groß sind, heißt das nicht gleich Alarmstufe Rot. Wichtig ist auch hier eher, ob das schon immer so war (abhaken) oder ob es neu ist (abklären).

Serienmäßige Ausstattung. Was Ihnen beim Tasten bestimmt längst aufgefallen ist: Ihre Hoden sind da unten nicht allein. Und ich meine jetzt nicht Ihren Penis. Ich meine: Der Hoden hat *im* Hodensack noch Mitbewohner. Denn zum einen findet sich *neben* dem Hoden der – Nebenhoden. Er umarmt ihn lässig von oben außen. Außerdem können Sie am oberen Pol des Hodens noch eine Art Strang ertasten, an dem der Hoden aufgehängt ist. Dieser Strang lässt sich bis in die Leiste zurückverfolgen. Er ist letztlich das Bündel aus Arterien, Venen und Nerven, das der Hoden auf seiner Wanderung hinter sich her geschleift hatte und das ihn noch immer versorgt. (Im Bündel ist übrigens auch der Samenleiter enthalten, also der Schlauch, über den Ihre Spermien Richtung Orgasmus geschickt werden.) Beide Accessoires, also der Nebenhoden und der Strang, sind physiologisch. Will heißen: Sie sind serienmäßig mit dabei. Wenn Sie sie ertasten, ist das also ein *gutes* Zeichen. Von der Konsistenz her fühlen sie sich wie ein kleines Wollknäuel an, das jemand im Skrotum vergessen hat. Nach oben hin wird das wirre Wollknäuel dann ein straffer Strang – und recht empfindlich. (Falls Sie also die Abenteuerlust verspüren, da mal reinzukneifen…) Auch hier gilt: Sobald Sie Ihre Selbst-Check-Routine erst einmal etabliert haben, werden diese Accessoires für Sie alte Bekannte sein. Sie werden sich nicht mehr jedes Mal fragen müssen, ob das, was Sie zwischen den Fingern haben, da auch wirklich hingehört oder nicht. Sie werden es *wissen*. Beim Handwerk wie beim Hoden lautet die Devise also: Übung macht den Meister.

So viel zum Standardhoden und seiner Serienausstattung. Wenn Sie ein bisschen Routine haben, wird Ihnen das alles da unten bald wie Ihre eigene Westentasche vorkommen. Nun aber zu den pathologischen Fundstücken, also zu den Dingen, die in Ihrer Westentasche eigentlich nichts zu suchen haben. Sie sind immer ein Grund, zum Arzt zu gehen, am besten direkt zum Urologen.

Diagnose 1: Single Bells. Was, wenn da unten nur ein Hoden ist und sich der zweite partout nicht finden lassen will? Falls das bei Ihnen der Fall ist, sind Sie bestimmt nicht der Erste, dem das auffällt. Ich denke da weniger an Ihre Bettgenossinnen und -genossen. Ich denke an Ihre Mutter. Und Ihren Kinderarzt. Meistens ist das nämlich ein Säuglingsthema. Denn nicht selten schafft der Hoden bis zur Geburt nicht die komplette Wanderung vom Bauch in den Hodensack, sondern allenfalls einen Teil. Manche wandern auch gar nicht erst los. Je nachdem, wie weit der Hoden gewandert ist, spricht man dann von einem Bauchhoden oder einem Leistenhoden. Alle wanderfaulen Hoden summiert man unter dem Begriff »Hodenhochstand«. Damit ist also eben *nicht* die häufige –

und meist völlig harmlose – Situation gemeint, in der beide Hoden zwar da sind, der eine aber etwas höher hängt. Um einen (echten) Hodenhochstand sollte man sich auf jeden Fall kümmern. Bei Säuglingen, aber auch bei ausgewachsenen Männern. Denn erstens fehlt der Spermienfabrik sonst die natürliche Klimaanlage (also die Kühlung durch das Baumeln im Schritt). Stichwort: Unfruchtbarkeit. Und zweitens entarten Hoden, die nicht brav bis ins Säckchen gewandert sind, häufiger als andere. Sprich: das Krebsrisiko steigt.

Diagnose 2: Pendlerpauschale. Es gibt nun Männer, bei denen wohnt der Hoden zwar prinzipiell korrekt im Skrotum, ist dort aber nicht immer und pauschal anzutreffen. Und das geht so: Wenn es kalt wird, kauert sich der Hoden bei diesen Männern nicht nur näher an den Körper heran. Nein, er verkriecht sich sogar *in* den Körper. Nämlich in den Leistenkanal. Er wandert also ein Stück weit dorthin zurück, wo er einst herkam. Vom Wandern bekommt er offensichtlich nicht genug. Daher nennt man ihn dann konsequenterweise auch einen »Wanderhoden«. Und weil der Wanderhoden später, wenn's wieder wärmer wird, einfach zurück ins Säckchen rutscht, wie ein Pendler zwischen Home und Office, bezeichnet man das Ganze auch als »Pendelhoden«.

Wenn *Sie* nun einen echten Pendler als Hoden haben, ist das in der Regel kein Grund zur Sorge. Hier steigt weder Ihr Krebsrisiko noch sinkt Ihre Fruchtbarkeit. Aber Vorsicht: Falls Sie Ihre Hoden schon länger kennen, die Pendelei aber etwas Neues ist oder der Hoden zwar hochgependelt ist, aber nicht mehr runter will, dann sollten Sie zur Sicherheit beim Urologen vorbeischauen.

Den Effekt, dass sich der Hodensack mitsamt Hoden zusammenknautscht und dadurch näher an den Körper heranrückt, gibt es übrigens nicht nur bei Kälte. Er wird auch dann getriggert, wenn Sie über die Innenseite Ihres Oberschenkels streichen. Das nennt man den Kremasterreflex. Dieser Reflex ist ein physiologisches (sprich: völlig normales) Phänomen. Was nicht normal ist, ist nur die Tatsache, dass der Hoden dann gleich im Leistenkanal verschwindet. Nur zu: Probieren Sie es direkt aus! Generationen von Medizinern haben so ihr Studium verbracht: immer eine Hand in der Hose. Man hängt über den Büchern, Nacht für Nacht. Dabei tastet man sich ständig ab, mit einer Mischung aus Sorge und Neugier. Das ersetzt manches Praktikum. Man liest vom Kremasterreflex: gleich mal in den Schritt greifen. Man hört von Hautkrebs: gleich mal alle Leberflecken mustern. Man paukt Herzrhythmusstörungen: gleich mal Puls tasten. Und so weiter. Aber ich schweife ab.

Diagnose 3: Krampfansage. Wie alle anderen Organe auch, werden Ihre Hoden vom Kreislauf mit Blut versorgt. Das Blut wird von den Arterien gebracht und von den Venen wieder abgeholt. Wenn beim Rücktransport was stockt, gibt es Stau in den Venen. Sie werden dick und schlängeln sich recht abenteuerlich. Das nennt man Krampfadern. Und ja, die gibt es also nicht nur am Bein. Es gibt sie auch am Hoden. Meist hängen sie etwas höher als der Hoden selbst, befinden sich aber ebenfalls *im* Hodensack. Dort gibt es ein Geflecht aus Venen, den sogenannten Plexus pampiniformis. Es ist Teil des kleinen Knäuels, von dem ich Ihnen vorhin schon berichtet hatte, also Teil der Serienausstattung Ihres Hodensacks.

Nicht serienmäßig ist hingegen der Stau. Das Knäuel schwillt dann mächtig an. Das kann eine recht akute Sache sein (Tage bis Wochen) oder eine sich eher gemächlich dahinziehende (Monate bis Jahre). So oder so nennt man das Ganze eine »Varikozele«. Sie schimmert oft dunkelblau durch die Haut hindurch und ist manchmal ebenso gut zu sehen wie zu fühlen. Sie kann so wulstig und fest werden, dass man beim ersten Tasten gar nicht unbedingt auf die Idee käme, dass man hier einfach kleine Blutgefäße zwischen den Fingern hat. Vielleicht denkt man sogar an Krebs. Ein Irrtum.

Trotzdem sollten Sie zum Doc gehen. Denn häufig macht es Sinn, die Krampfadern entfernen zu lassen. Besonders, wenn sie schmerzen oder stören. Oder bei unerfülltem Kinderwunsch. Und natürlich sollte man checken, ob es für den Stau einen konkreten, vielleicht bedenklichen Grund gibt. Jedenfalls: Falls Sie beim Hoden-Check etwas Verdächtiges ertasten, werfen Sie ruhig erst mal einen Blick drauf und fragen sich, ob das Ganze nicht einfach eine Krampfader sein könnte, die schon länger da wohnt. Das erspart Ihnen zwar nicht unbedingt den Arztbesuch, aber zumindest eine schlaflose Nacht.

Ein kleiner Tipp: Krampfadern tauchen fast immer am *linken* Hoden auf. Das liegt daran, dass die Vene, die den Rücktransport vom linken Hoden organisiert, später in einem unpraktischen rechten Winkel in die nächstgrößere Vene mündet. So, als wäre da eine T-Kreuzung mit Stoppschild. Die Vene, die vom rechten Hoden kommt, mündet hingegen in einem eleganten spitzen Winkel. So, als wäre es eine Art Autobahnauffahrt. Die Natur hat da verkehrstechnisch also ganz schön rumexperimentiert. And the winner is: Autobahnauffahrt.

Diagnose 4: Wasserbombe. Neben der Varikozele gibt es noch die Hydrozele. Außer der Wortendung haben die beiden aber nicht viel gemeinsam. Bei der Varikozele tasten Sie ein derbes, vielleicht etwas bläuliches Knäuel. Es ist eine örtlich begrenzte Sache. Bei der Hydrozele tasten Sie hingegen einen rundum prallen Hodensack, das fühlt sich so ähnlich an wie eine Wasserbombe. Und tatsächlich hat man es bei der Hydrozele ebenfalls mit Wasser zu tun. Nur eben im Hodensack, nicht im Luftballon.

Eine Hydrozele kann viele Gründe haben. Im Alltagsdeutsch nennt man sie auch »Wasserbruch«. Das kommt daher, dass Hydrozelen oft durch eine ungeplante Verbindung (»Bruch«) zwischen Bauchhöhle und Hodensack zustande kommen. Das ist aber eher ein Thema für den Kinderarzt. Für Sie (als erwachsenen Mann) und mich (als Erwachsenenarzt) tauchen Hydrozelen typischerweise als Nebenbaustellen auf. Will heißen: Es gibt meistens noch ein prominenteres medizinisches Problem, um das man sich kümmern sollte. Die Wassereinlagerung ist nur ein Nebeneffekt. Nach einer Hoden-OP zum Beispiel, oder einer Hoden-Verletzung. Mit anderen Worten: Das wüssten Sie! Sie werden in so einer Situation vermutlich nicht philosophierend unter der Dusche stehen und sich fragen, was es da unten so Neues gibt.

Manchmal ist die Hauptbaustelle auch gar kein Fall für den Urologen, sondern für den Internisten. Denn Wasser lagert sich im Hoden auch dann gerne mal ein, wenn sich im Körper insgesamt gerade viel Wasser staut. Bei einer Herzschwäche zum Beispiel. Viele Patienten bekommen da bekanntlich dicke Knöchel. Und manche eben auch dicke Eier. Oder bei Bauch-

wassersucht. Auch hier läuft – neben der Plauze – manchmal zudem der Hodensack voll. Bauchwassersucht tritt zum Beispiel bei gravierenden Leberschäden auf. Oder bei einer kniffligen Bauchspeicheldrüsenentzündung. Sie sehen: Auch das sind in der Regel medizinische Ausnahmesituationen. Sie werden sich da hoffentlich schon in ärztlicher Behandlung befinden und das Ganze nicht erst beiläufig beim behaglichen Warmduschen entdecken.
Anders ist es, wenn sich in Ihrem Hoden eine kleine Entzündung zusammenbraut. Auch dann ist die Wassereinlagerung nur ein Nebeneffekt – aber vielleicht trotzdem das Erste, was Sie bemerken. Vielleicht beim Abtasten unter der Dusche. Vielleicht aber auch einfach so, irgendwann in Ihrem Superheldenalltag: Die Unterhose fühlt sich mit einem Mal zu eng an, der Schritt spannt, das Gehänge wiegt schwerer als sonst. Sehr, sehr selten führt tatsächlich auch Hodenkrebs zu Wassereinlagerungen. Auch hier kann es das erste Zeichen sein, das Ihnen der Krebs schickt. Also: Wenn Sie bisher keine Probleme mit den Hoden hatten und auch sonst gesund und munter sind, aber Ihr Hodensack auf einmal eher einer kleinen Wasserbombe gleicht als einem schlaffen Klingelbeutel, dann schauen Sie doch direkt nach Feierabend mal beim Urologen vorbei. Better safe than sorry.
Diagnose 5: Kronjuwelitis. Preisfrage: Kennen Sie ein Organ im Körper, das sich *nicht* entzünden kann? Nein? Ich auch nicht. Meningitis, Endokarditis, Appendizitis, Parodontitis: Es kann jeden treffen. Auch Ihre Kronjuwelen. Meistens sind es dort unten, um genau zu sein, allerdings nicht die Hoden, die es erwischt, sondern die Nebenhoden, also so-

zusagen Ihre *Neben*kronjuwelen. Und woran merken Sie beim Abtasten, dass die sich entzündet haben? Ganz einfach: So wie man immer merkt, dass sich was entzündet hat – es wird rot, warm, dick, tut weh und funktioniert nicht mehr so, wie es soll. Auf Latein klingt das übrigens so: *rubor, calor, tumor, dolor, functio laesa.* Man nennt es die fünf Kardinalzeichen einer Entzündung. Ein echter Klassiker aus den staubigen Ecken des Medizinstudiums.

Eine Entzündung bemerkt man in der Regel also recht schnell und recht deutlich. Und wie fängt man sie sich überhaupt ein, die Entzündung? Meistens sind Keime schuld. Entweder fiese Bakterien oder gemeine Viren. Die Bakterien sind, was die Nebenhoden betrifft, häufiger. In der Regel schippern sie einfach von draußen nach drinnen, stromaufwärts: Eichel, Penis, Harnröhre, rein in den Körper, rum um die Kurve und wieder raus Richtung Hodensack. Bei jungen Männern ist – wie so oft – Sex das Problem: Chlamydien, Tripper – was man eben so nach Hause bringt von der WG-Party. Bei älteren Herren findet man dagegen eher Keime, die sonst typisch für Blasenentzündungen sind. Dafür braucht es dann keine WG und keine Party, sondern einfach Pech.

Wenn tatsächlich die Hoden betroffen sind, nicht die Nebenhoden, sind die Übeltäter hingegen eher Viren, nicht Bakterien. Wie allseits bekannt, entzündet sich zum Beispiel bei Mumps der Hoden gerne mal mit. Die Krankheit trägt übrigens auch den schönen Namen »Ziegenpeter«. Nicht zu verwechseln mit Heidis »Geißenpeter«, zu dessen Hoden mir keine medizinischen Probleme bekannt wären.

Wichtig ist zusammenfassend jedenfalls: Ihre Hoden und Nebenhoden können sich entzünden. Das hat nichts mit Krebs zu tun, fühlt sich aber beim Abtasten unter der Dusche trotzdem komisch an. Und neu. Und wie beim Krebs ist meistens auch nur eine Seite betroffen. Bewahren Sie trotzdem Ruhe, gönnen Sie Ihren Juwelen ein paar kalte Umschläge und schauen Sie tags darauf mal beim Urologen vorbei.

Diagnose 6: Hodenkrebs. Kommen wir zum Wichtigsten: Wenn Sie nun Hodenkrebs *hätten*, wie würde sich das anfühlen? Zunächst würde Ihnen wahrscheinlich auffallen, dass da was ist, was vorher noch nicht da war. Daher ist die Routine so wichtig: Denn beim ersten Abtasten ist ja erst mal *alles* neu. Im Gegensatz zur Entzündung wäre das suspekte Neue aber weder rot noch schmerzhaft noch warm. Im Gegensatz zur Hydrozele - wir erinnern uns: Das war die Wasserbombe! - wäre nicht der ganze Hoden irgendwie dicker, sondern nur eine Stelle. So, als würde da plötzlich eine Erbse wachsen. Im Gegensatz zur Varikozele - das war die Krampfader! - würde das Erbsending aber tatsächlich *am Hoden* wachsen, nicht am Strang *über* dem Hoden. Und Varikozelen tun meist auch weh, wenn man sich allzu investigativ mit ihnen beschäftigt. Nicht so Hodenkrebs: Er ist typischerweise schmerzlos. Statistisch gesehen berichtet nur jeder fünfte Hodenkrebspatient, wenn er den Arzt aufsucht, dass ihm da unten was wehtut.

Die Statistik sagt übrigens auch, dass Hodenkrebs meist vom Patienten (oder seiner Partnerin/seinem Partner) entdeckt wird, nicht vom Arzt. Stellen Sie sich einmal 100 Hoden in einer Reihe vor. (Was für ein Bild!) Und stellen Sie sich vor, dass alle Krebs haben. Aus dieser Reihe fallen nun 85 als

Erstes den Typen auf, an denen der jeweilige Hoden hängt. Nur 15 hingegen zuerst dem Arzt oder der Ärztin. Und das leuchtet auch total ein: Denn selbst *wenn* Sie einer der wenigen Männer sind, die regelmäßig zum Arzt gehen, um Ihre Hoden checken zu lassen, einfach so, prophylaktisch, ohne Symptome, ohne Beschwerden, dann tun Sie das vermutlich nur einmal im Jahr. Die Chance, dass ausgerechnet an jenem Tag eine Krebserbse so weit gereift ist, dass sie zwar dem Arzt schon auffällt, Ihnen aber noch nicht aufgefallen ist, ist wirklich gering. Sehr gering. Klappen Sie also hier und jetzt ruhig für einen Moment das Buch zu, schauen Sie aus dem Fenster und machen sich diesen entscheidenden Punkt noch einmal klar: *Sie* haben es in der Hand. Das Hodenkrebsding. Buchstäblich. *Sie* werden der scharfe Diagnostiker sein, der die Krankheit früh entdeckt. *Sie* werden der entschlossene Macher sein, der dafür sorgt, dass die Geschichte glimpflich verläuft.

So, und jetzt fahren Sie Ihren Computer hoch und schauen sich von der großartigen norwegischen Band a-ha auf YouTube das großartige Musikvideo zum großartigen Song an, der da heißt: »You Are The One«. Das sollte als Motivation für Ihre Duschvorsorge genügen. Und sicherlich wird Ihnen am Rande auch folgende urologische Referenz auffallen: »Put my life in the palms of your hand!«

Zeigen Sie das Video bei nächster Gelegenheit auch gleich Ihrer Partnerin bzw. Ihrem Partner, ja? Denn die Chance, dass sie oder er das Übel vor Ihnen entdeckt, ist hoch. Leider habe ich dazu zwar trotz ausgiebiger Recherche keine ordentliche Studie gefunden. Für alle ambitionierten Leser liegt hier also fantastisches Forschungsland brach! Anekdotisch kann ich Ihnen aber berichten, dass mindestens die Hälfte aller Hodenkrebsentdeckungen, mit denen ich im Laufe meines Lebens zu tun hatte, vom Partner gemacht wurden. Der Patient selbst sitzt dann tags darauf im Sprechzimmer, rutscht nervös von einer Pobacke auf die andere und sagt: »Meine Freundin meint: Da unten ist was komisch. Ich soll mal zum Arzt.« Ich beglückwünsche die Jungs daraufhin immer erst mal zu ihren Partnern und deren Kommunikationskultur. Also: Sollte es jemanden in Ihrem Leben geben, der Ihre Hoden mindestens so gut oder sogar besser kennt als Sie, dann hören Sie auf diesen jemand, wenn er sagt, dass es da unten Neuigkeiten gibt, ja?

5

BOMBENSTIMMUNG

Bauchaortenaneurysma

W**orum es geht.** Normalerweise verhält es sich mit einer Arterie so ähnlich wie mit einer Skinny Jeans: Sie ist schlank, glatt, fest, aber doch ein bisschen elastisch. Bei der Jeans kommt das Elastische durch die Elastanfasern, die in den Jeansstoff eingewoben sind. Eigentlich ist so eine Skinny Jeans ja super tight: Sie hält alles Schwabbelnde und Wabbelnde am menschlichen Körper fest in Form. Durch die Elastanfasern gibt sie gleichzeitig aber ein wenig nach, in den entscheidenden Momenten, an den entscheidenden Stellen. Mit anderen Worten: Man kriegt sie noch über den Hintern.

Bei den großen Arterien in Ihrem Körper ist es genauso: Auch in deren Wände sind elastische Fasern eingearbeitet, das sogenannte Elastin. Dadurch können die Arterien den Druck, den das Herz mit jedem Schlag raushaut, abfedern. Vielleicht erinnern Sie sich noch: poch, poch, poch – push, push, push. Das Elastische der großen Arterien macht aus diesem Rhythmus einen halbwegs kontinuierlichen Blutfluss, sodass alle Ecken und Winkel des Körpers smooth und verlässlich versorgt werden. In Summe ist das für alle Beteiligten (also Herz, Arterien, Ecken, Winkel) ein ganz passables System.

Ein Aneurysma bedeutet nun: Die Jeans ist ausgebeult. Und die Beule, das ist das Aneurysma. Im Lauf der Zeit gibt die Arterie an der Stelle dem Druck nach, sackt aus – und *bleibt* ausgesackt. Also nichts mehr mit elastisch. Außerdem wird die Wand dort dünner. So ähnlich wie auch bei Ihrer Lieblingsjeans die ausgebeultesten Stellen oft die dünnhäutigsten sind. Zum Beispiel an den Knien. Oder am Po. Ob die Jeans bei der nächsten Kniebeuge noch hält? Die Hoffnung platzt zuletzt. Während bei Ihrer Jeans aber nur Ihre Knie oder Ihr Po ins Freie weichen, entweicht beim Aneurysma Ihr ganzes Blut. Nicht ins Freie, klar, sondern ins umliegende Gewebe. Wie Sie sich bestimmt denken können, ist das aus vielerlei Gründen nicht gut. Es ist zwar auch selten – sehr, sehr selten –, aber doch nicht ganz *so* selten, dass man es drauf ankommen lassen sollte. Daher erzähle ich Ihnen in diesem Kapitel, was es zu tun gilt.

Noch kurz vorab: So eine Aussackung, also ein Aneurysma, kann an allen möglichen Stellen im Körper auftreten. Bauch, Brust, Birne – im Prinzip überall, wo es Arterien gibt. In unserem Kapitel hier geht es aber nur um Aneurysmen der Bauchschlagader. Warum? Erstens sind sie dort, wenn sie platzen, besonders gefährlich. Das liegt daran, dass die Bauchschlagader so eine mächtige Pipeline ist. Sie hat echt Power. Da bleibt meistens nicht viel Zeit, irgendwas zu flicken. Zweitens sind Aneurysmen dort relativ häufig. Drittens kann man sie dort besonders einfach erkennen, mit einer schnellen, schmerzlosen Untersuchung. Und viertens kann man, wenn man sie denn erkannt hat, auch was tun. Der gewiefte Leser erkennt sofort: Alles wie geschaffen für eine smarte Vorsorge. Damit wir anatomisch alle wissen, wovon wir sprechen, tun Sie mir bitte als Erstes kurz den Gefallen und legen Ihre Hand sanft und flach auf den Bauch. So wie nach einem üppigen Dinner. Spüren Sie es pulsieren? Nein? Dann tasten Sie mit Ihren Fingern mal etwas in die Tiefe, genau in der Mitte, direkt über dem Bauchnabel. Jetzt? Gegebenenfalls müssen Sie noch eine Runde Push-ups machen oder einmal um den Block sprinten, damit der Kreislauf ins Pumpen kommt. – So, jetzt noch mal: Finger drauf und in die Tiefe drücken. Spüren Sie es dort pulsieren? Ja? *Das* ist Ihre Bauchschlagader, Ihre Aorta. Sie ist nichts weniger als Ihre Lebensader. Sie versorgt die komplette untere Hälfte Ihres Körpers mit Blut. Ohne Bauchaorta keine untere Hälfte. Ohne untere Hälfte kein Irgendwas. Auf Ihren Blinddarm können Sie verzichten, auf Ihre Gallenblase auch. Und zur Not auch auf eine Niere, einen Hoden und die halbe Leber. Nicht aber auf Ihre Aorta. Sie brauchen Ihre Aorta. Kümmern Sie sich also drum.

Wie es sich anfühlt. Bestimmt fragen Sie sich jetzt, nach welchen Zeichen Sie suchen könnten, hier und jetzt, auf dem Sofa, auf dem Klo oder wo auch immer Sie gerade sitzen und tasten, um herauszufinden, ob ausgerechnet Sie ein Aneurysma im Bauch haben. Eins kann ich Ihnen schon jetzt und mit verbundenen Augen sagen: Sie haben in jedem Fall kein *geplatztes* Aneurysma. Denn dann hätten Sie im Moment andere Sorgen. Oder Sie wären schlichtweg tot. Die Hälfte der Menschen, denen ein Aneurysma der Hauptschlagader reißt, stirbt noch, bevor sie es überhaupt in ein Krankenhaus schafft. Von der anderen Hälfte stirbt wiederum die Hälfte *im* Krankenhaus – trotz Notfall-OP und allem, was man sonst noch so auffährt. Wie hoch die Wahrscheinlichkeit ist, nach dem Platzen eines Aneurysmas gemütlich im Morgenmantel auf dem Sofa zu liegen und ein Buch zu lesen, wurde bisher nicht untersucht. Und zwar deshalb nicht, weil es absurd ist. Also entspannen Sie sich.

Aber haben Sie vielleicht ein *noch* nicht geplatztes Aneurysma im Bauch? Kann man das nicht irgendwie testen, so auf dem Sofa bei sich selbst? Es muss doch Symptome geben! Darauf gibt es eine wirklich unglaublich blöde, weil unglaublich irreführende Antwort. Man findet sie in jedem Lehrbuch an der Uni, in jeder Leitlinie der medizinischen Fachgesellschaften und in jeder PowerPoint-Präsentation zum Thema. Ein Aneurysma, steht da, kann folgende Symptome machen: Rückenschmerzen, Flankenschmerzen, Krämpfe, Verdauungsprobleme, ein Druckgefühl im Bauch. Wenn es ein Stück höher sitzt, im Brustbereich, wo die Hauptschlagader um die Kurve biegt und kaum Platz zwischen den ganzen anderen Dingen ist, kann es ein leises Pfeifen beim Atmen verursachen, Husten, Heiserkeit, Herzklopfen, Herzrasen, Kurzatmigkeit, Schluckbeschwerden, ein hängendes Augenlid. Und, und, und. Die Listen sind lang.

Ich habe für Sie die Fremdwörter und Fachbegriffe auf diesen Listen ins Verständliche übersetzt. Das Wichtigste ist dabei aber vermutlich trotzdem untergegangen. Nämlich das eine entscheidende Wort: kann. Kann! Ein Aneurysma *kann* diese Symptome verursachen. Ein Aneurysma *kann* Verdauungsbeschwerden oder ein Druckgefühl im Bauch machen. Aber können tut das auch das Zwiebelmettbrötchen von gestern Abend. Oder eine ganz banale Magenschleimhautentzündung. Oder die Tatsache, dass Ihre Finger nun schon seit Minuten nervös durch Ihren Bauch graben. Oder, oder, oder. Es gibt Tausende Gründe für ein Druckgefühl im Bauch. Wirklich Tausende. Ab jetzt bei jedem Druckgefühl im Bauch Angst vor einem Aneurysma zu haben, das womöglich gleich platzt, ist wie Lottospielen. Nur umgekehrt: Statt auf das Bestmögliche zu setzen, egal wie unwahrscheinlich es sein mag, setzen Sie auf das Schlimmstmögliche, egal wie unwahrscheinlich es sein mag.

Wir sind also wieder beim Zauberwort gelandet: asymptomatisch. Ein Aussacken der Bauchschlagader ist in aller Regel *asymptomatisch*. Es gibt fast nie Anzeichen, kein Bauchgefühl, keinen Selbsttest. Der stinknormale Standardfall ist: Sie merken nix. Sorry, aber anders als beim Hodenballett können Sie diese Vorsorge beim besten Willen nicht selbst übernehmen. Es gibt aber das Ultraschallgerät Ihres Hausarztes. *Das* macht die Vorsorge. *Das* sagt Ihnen, ob Sie ein Aneurysma haben oder nicht. Es ist sozusagen die Lottofee. Rufen Sie also ruhig schon mal in der Praxis Ihres Vertrauens an und vereinbaren Sie einen Termin. Bestimmt werden Sie erst mal die üblichen zehn Minuten in der Warteschleife hängen. Kein Problem: Ich weihe Sie derweil ein, welche nichtsahnende Personengruppe beim Bauchaortenaneurysma besonders gefährdet ist. Spoiler Alert: Sie halten ein Buch *für Männer* in der Hand – und die Bauchschlagader bekommt *ein ganzes Kapitel.*

Wer besonders gefährdet ist. Vielleicht haben Sie sich am Anfang des Kapitels leicht gereizt gefragt: »Aussackung der Bauchschlagader? Nie gehört! Wollen wir nicht lieber mit was anderem weitermachen, Doc?« Und da haben Sie prinzipiell auch recht: Die Sache kriegt nicht die Publicity wie beispielsweise Bluthochdruck. Oder Krebs. Oder Zucker. Das ist insofern auch nachvollziehbar, als dass es sich um keine Volkskrankheit handelt. Es ist eher eine Krankheit für ein bestimmtes Subvölkchen.

Schauen wir uns zunächst Folgendes an: Wie häufig ist ein Aneurysma im Bauch, so ganz generell gesprochen, in der Allgemeinbevölkerung? Sie dürfen aufatmen: Es ist ziemlich selten. Es gibt hierzu kaum belastbare Daten, da man in der Regel nicht ohne Grund einfach so nach Aneurysmen in Bäuchen stöbert, außerhalb der Zielgruppe, meine ich. Man kann aber davon ausgehen, dass die Prävalenz in der Gesamtpopulation deutlich unter einem Prozent liegt. Was heißt das? Nun, es heißt, dass wenn Sie den lieben langen Tag völlig wahllos Menschen ansprechen würden (in der U-Bahn, im Supermarkt, im Kindergarten, im Fußballstadion, im Büro, in der Sauna – Männer, Frauen, Kinder – Alte, Junge, Mittlere: wirklich wahllos), müssten Sie im Schnitt mit mehr als 100 Menschen sprechen, vielleicht sogar eher mit mehreren Hundert, bis Sie überhaupt einen Bauch mit Aneurysma träfen. Puh!

Es gibt jedoch ein großes Aber. Denn stellen Sie sich vor, Sie sprechen im zweiten Durchgang – Achtung! – nur Männer an. Und von denen nur die Rentner. Und von denen nur die mit Bluthochdruck. Und von denen nur die Raucher. Nun: Dann müssen Sie nicht mal zehn Personen ansprechen, bis Sie ein

Aneurysma entdecken! Das schaffen Sie in fünf Minuten. Zumindest wenn Sie das Ganze auf einer Kaffeefahrt oder beim Seniorenschwimmen machen. In der Raucherecke. Garantiert. Sobald man also weiß, wonach man sucht, wird aus einem seltenen Problem plötzlich ein häufiges. Und aus einer Gefahr, die so minimal ist, dass es sich wirklich nicht lohnt, sich darüber den Kopf zu zerbrechen, wird eine echte Gefahr. Jedenfalls so echt, dass sich der Gang zum Arzt oder zur Ärztin lohnt. Ich hoffe also, Sie sind inzwischen durchgekommen in der Telefonschleife Ihrer Hausarztpraxis.

Mit der kleinen Such- und Sammelaktion eben haben wir uns übrigens auch schon die Karten gelegt, was die Risikofaktoren der Krankheit anbelangt. Sprich: Was macht es wahrscheinlicher, dass man ein Bauchaortenaneurysma hat bzw. bekommt? Nehmen wir die Nummer eins dieser Risikofaktoren, das Alter: Keine Frage, je länger Sie auf dieser Erde herumspazieren, desto mehr nutzen sich Ihre Bauteile ab. Das gilt nicht nur für Ihre Knochen und Gelenke, also das offensichtlich Mechanische an Ihnen. Es gilt auch für Ihre Blutgefäße. Die werden dünner, spröder, weniger elastisch. Es leuchtet ein, dass sie dann auch eher ausbeulen. (Ihre Lieblingsjeans lässt wieder grüßen!) Während bei Männern zwischen 65 und 75 etwa zwei von 100 eine Aussackung der Aorta haben, also jeder Fünfzigste, sind es bei den Männern über 85 schon mehr als – Obacht! – 20 von 100, also jeder Fünfte. Sie sehen: Die Kurve geht mit den Jahren nach oben. Und zwar steil.

Die Nummer zwei der Risikofaktoren ist Ihr biologisches Geschlecht: Allein durch die Tatsache, dass Sie als Mann geboren wurden, versechsfacht sich Ihr Risiko. Versechsfacht! Einfach so. Zauber, Zauber. Das kann man als gemein empfinden. Und man kann vor allem hingebungsvoll darüber streiten, *warum* es so ist. Zumal der Faktor »Mann« statistisch gar nicht so leicht von den anderen Risikofaktoren zu trennen ist, die ich gleich noch für Sie parat habe. Er ist aber in jedem Fall Fakt, dieser Risikofaktor »Mann«. Weder Sie noch ich können daran etwas ändern. Sprechen wir also lieber über Dinge, die wir in der Hand haben, Gentlemen.

Wie zufällig fällt uns in genau diesem Moment der Risikofaktor Nummer drei vor die Füße: Rauchen. Zigaretten *verdoppeln* das Risiko, ein Bauchaortenaneurysma zu bekommen. Mindestens. Und wissen Sie, wie viele der erwachsenen Männer in Deutschland rauchen? Das Bundesgesundheitsministerium sagt: knapp 30 Prozent. Und dort, ähem, muss man es ja wissen. Bei Frauen sind es hingegen nur 20 Prozent. Sie sehen: Auch da sind die Männer im Nachteil. Aber es ist ein Nachteil, an dem wir – mit Verlaub, meine Herren! – natürlich jederzeit etwas ändern könnten. Ich sag's ja nur.

Die weiteren Risikofaktoren sind im Übrigen alles alte Bekannte aus der Apotheken-Umschau: Bluthochdruck, Cholesterin, Arteriosklerose, Diabetes, COPD. Man wird sie einfach nicht los! Außerdem gibt es, wie bei den meisten Erkrankungen, noch einen gewissen genetischen Faktor. Sprich: Ihre Verwandten ersten Grades. Auch die wird man einfach nicht los. Haben also zum Beispiel Mutter oder Vater ein Aneurysma, steigen auch Ihre Chancen für eins. Nehmen Sie das Ihren Eltern aber bitte nicht vorausahnend übel. Nehmen Sie sie lieber erst mal mit zur Vorsorge.

Was es kostet. Wenn Sie nun Mama und Papa tatsächlich mit zur Vorsorge bringen, werden Sie feststellen, dass Mama gleich wieder gehen muss. Denn die Vorsorge ist nur für Männer gedacht – zumindest nach Meinung der gesetzlichen Krankenkassen. Die bezahlen den Check zwar komplett – aber eben nur für Adam, nicht für Eva. Und es kommt noch dicker: Wenn Sie, lieber Adam, noch keine 65 sind, dürfen auch Sie direkt wieder nach Hause gehen. Denn auch Ihnen zahlt die Kasse das kleine Abenteuer nicht. Ihre Kasse macht's einfach nicht unter den zwei wichtigsten Risikofaktoren, also Alter und Adam. Sie sagt sich: Klar können auch Frauen Aneurysmen haben; und klar, auch jüngere Männer; und klar können diese Aneurysmen auch platzen; und klar stirbt dann der ein oder andere. Aber das ist in Summe immer noch ökonomischer als Tausenden Versicherten die Vorsorge zu bezahlen – von denen ohnehin nur ein Bruchteil überhaupt ein Aneurysma gehabt hätte, geschweige denn daran gestorben wäre.

So ein kaltblütiges Abwägen finden Sie vielleicht zynisch. Und in puncto Geld versus Menschenleben ist es das bestimmt auch. Aber es steckt eine tiefere Wahrheit dahinter, die so zynisch gar nicht ist. Als Arzt habe ich mit dieser Wahrheit jeden Tag zu tun. Sie lautet in etwa so: Medizin funktioniert nur, wenn man Risiken, die sehr, sehr gering sind, ignoriert. Nehmen Sie zum Beispiel einen beliebigen normalgewichtigen, nichtrauchenden 20-jährigen Menschen, der sich rundum pudelwohl fühlt. Die Wahrscheinlichkeit, dass dieser Mensch ein Aneurysma im Bauch hat, das kurz vorm Platzen steht, ist – *nicht* null. Aber sie ist so nah an der Null dran, dass man die Differenz mit der Lupe suchen muss. Die Frage ist: Muss man dieses kleine Restrisiko wirklich ausschließen? Tut man diesem Menschen damit wirklich was Gutes? Oder raubt man ihm nur unnötig Nerven und Zeit? Und was ist mit den Ressourcen – sprich: Zeit, Geld, Arzt? Würde man die nicht besser anderweitig investieren?

Vielleicht sagen Sie tatsächlich: Nein! Man sollte jeden Menschen immer maximal durchchecken! Falls das Ihre Antwort ist, frage ich Sie: Was machen Sie mit den ganzen anderen stillen Killern? Wollen Sie die auch alle ausschließen? Bei völlig symptomlosen Menschen, meine ich, ohne Vorgeschichte? Gehirntumore zum Beispiel, die einfach noch zu klein sind, um Furore zu machen. Oder Diabetes Typ 1. Oder MS. Oder all die Infektionskrankheiten dieser Welt, die erst mal schlummern, bevor sie ausbrechen. Und wie oft wollen Sie so einen 100-Prozent-Check machen? Einmal im Jahr? Oder besser einmal im Monat? Es könnte ja jederzeit was Neues sprießen. Neue Defekte, neue *In*fekte, neuer Krebs. Es nähme einfach kein Ende. Sie würden also nicht nur unserem Gesundheitssystem einiges abverlangen, sondern auch der Person, der Sie eigentlich helfen wollen.

Der Punkt ist: Ökonomisch macht so eine 100-Prozent-Vorsorge-Strategie auf gar keinen Fall Sinn, logo. Aber eben auch *menschlich* nicht. Wir leben ständig mit Risiken. Und es geht uns gut damit. Haben Sie Angst, dass Ihnen beim Müllrunterbringen ein Klavier auf den Kopf fällt? Nein? Aber es ist ja gar nicht ausgeschlossen! Es ist nur absolut unwahrscheinlich. Oder haben Sie Angst, dass ein Erdrutsch die Eisenbahnbrücke wegrafft, auf die Ihr ICE gleich auffahren wird? Nein?

Haben Sie Angst, dass ein Meteorit Ihr Haus in Schutt und Asche legt? Nein? Es ist doch so: Nicht nur unser Gesundheitssystem wäre völlig gelähmt, wenn wir uns dauernd um die sehr, sehr kleinen Risiken kümmern würden. Auch wir wären es. Denn auch Menschen funktionieren nur, wenn sie es schaffen, die sehr, sehr kleinen Risiken des Lebens zu ignorieren. Oder zumindest zu akzeptieren.
Ich bin mir da deshalb so sicher, weil ich gerade als Arzt immer wieder mit Leuten zu tun habe, die es eben *nicht* schaffen, die sehr, sehr kleinen Risiken auszublenden. Ich kann Ihnen sagen: Das ist kein schönes Leben. Es ist eigentlich überhaupt kein Leben. Ständig sitzt man beim Arzt. Und die eigene Angst direkt daneben, todblass. Die eigentlich positive Fähigkeit, in sich hineinzuhorchen, ist einfach toxisch, wenn man sie mit schlechten Internetseiten mixt. Und mit viel Zeit. Und mit viel Fantasie. Und vor allem mit eben der fehlenden Fähigkeit, die sehr, sehr kleinen Risiken des Lebens gelassen hinzunehmen. Das Gemisch aus alledem ist am Ende eine grausame Suppe aus Sorgen. Manche Menschen ertrinken schlichtweg darin.
So: Das war jetzt ein Umweg. Eigentlich wollte ich Ihnen nur sagen: Vielleicht sind Sie im Laufe dieses Buches begeistert auf den Vorsorgezug aufgesprungen – und stellen nun das erste Mal erbost fest, dass man noch viel, viel mehr checken könnte, als von den Kassen bezahlt wird. Falls das so ist, lieber Leser, ist meine Message für Sie folgende: Seien Sie nicht allzu sauer auf Ihre Krankenkasse, Ihren Arzt oder Ihren Gesundheitsminister. Es macht schon Sinn, dass man nicht bei allen Menschen alles ausschließt. Was das Aortenaneurysma

anbelangt, ist die rote Linie (Männer ab 65) vielleicht ein bisschen unglücklich gezogen, stimmt. Denn auch Männer unter 65 und Frauen können genug Risikofaktoren sammeln, um genauso gefährdet zu sein. Aber irgendwo muss man die rote Linie eben ziehen. Und zwar so, dass man keine zehnseitige Erklärbroschüre braucht, um sie zu verstehen.

Ich würde Ihnen jedenfalls Folgendes raten: Wenn Sie noch keine 65 sind, oder kein Mann, aber einige der anderen Risikofaktoren mit sich rumtragen, dann machen Sie die Vorsorge trotzdem. Und zwar auf eigene Kosten. Sie sollten mit knapp 40 Euro rechnen. Das schließt den Ultraschall der Bauchaorta und das Gespräch mit ein. Falls Ihr Arzt mehr veranschlagt, fragen Sie, warum. Und tun Sie das höflich und *vor* der Untersuchung. Es muss mitnichten Abzocke sein; es gibt einfach einen gewissen Auslegungsspielraum. Außerdem darf zum Beispiel der Schwierigkeitsgrad Ihres Bauches (gute Wampe heißt schlechte Sicht) mitberücksichtigt werden. Wenn Sie privatversichert sind, klar, dann erstattet Ihnen Ihre Kasse in der Regel den gesamten Betrag. Aber auch hier gilt: Klären Sie das besser vor als nach der Untersuchung – und zwar mit Ihrer Versicherung, nicht mit dem Arzt.

Was gemacht wird. Die Vorsorge selbst ist absolut einfach. Vor allem Ihr Part: Sie müssen liegen. Einfach nur liegen. Auf dem Rücken. In einem abgedunkelten Untersuchungszimmer. Der Arzt karrt das Ultraschallgerät (auch »Sono« genannt) heran, und Sie präsentieren Ihren blanken Bauch. Dann halten Sie einfach zwei, drei Minuten andächtig still. Sonst gibt es für Sie nichts zu tun. Der Arzt wird Ihnen in der Zwischenzeit ein bisschen Gel auf dem Bauch platzieren. Das macht er, damit er gleich bessere Sicht hat. Dann nimmt er den Ultraschallkopf und setzt ihn knapp über Ihrem Bauchnabel auf. So einen Ultraschallkopf kennen Sie vielleicht von der Schwangerschaft Ihrer Frau. Falls nicht: Er hat etwa die Größe und Form eines Rasiergeräts. In der Regel hängt ein Kabel hinten dran. Und vorne hat er natürlich kein Mähwerk, sondern einfach stumpfes, gummiertes Plastik. Er tut kein bisschen weh, und er strahlt auch nicht. Denn Ultraschallwellen sind, im Gegensatz zu Röntgenstrahlen, völlig harmlos. Sowohl kurz- als auch langfristig: Es gibt keine Spätfolgen.

Mit dem Ultraschallkopf drückt der Arzt dann ein bisschen auf dem Bauch herum. Falls Sie viel Luft im Bauch haben, muss er etwas mehr drücken, damit die Luft zur Seite weicht. Wenn der Arzt Ihre Bauchaorta gefunden hat, zoomt er sie sich scharf und schön. Einmal längs, einmal quer. Falls Sie am Bildschirm mitgucken wollen: Längs sollte die Bauchaorta einfach ein schwarzes Rohr sein, das durchs grauweiße Schneegestöber verläuft. Im Querschnitt ist sie ein ovales, schwarzes Loch. Das Loch bzw. das Rohr knautscht unter dem Druck des Ultraschallkopfs ein bisschen zusammen. Aber nur ein bisschen. Wenn sich das, was Sie sehen, hingegen fast ganz zusammendrücken lässt, ist es nicht die Aorta, sondern die Cava, also die untere Hohlvene. Sie liegt direkt neben der Aorta und bringt das Blut aus der unteren Körperhälfte *zurück*. Sie hat nicht annähernd so viel Power wie die Aorta. Jedenfalls: Wenn der Arzt die Aorta gefunden hat, friert er das Bild kurz ein (»Piep!«) und misst das Blutgefäß aus (»Piep!«), vom einen Rand zum anderen (»Piep,

piep, piep!«). Das war's. Ultraschallkopf weg. Gel abgeputzt. Bauch eingepackt. Licht an. Applaus.

Was danach passiert. Es gibt nun drei Möglichkeiten. Möglichkeit eins: Ihre Bauchschlagader ist – so wie es sein soll – eine Skinny Jeans. Keine Beule, kein Aneurysma. Der Durchmesser beträgt auch am dicksten Punkt weniger als drei Zentimeter. In diesem Fall schulterklopft Sie Ihr Arzt einfach und sagt irgendwas in Richtung »Alles gut, Herr Soundso«. Und das war's dann auch mit der Vorsorge. Für immer. Die Serie hat keine zweite Staffel. Auch die Kasse zahlt keine zweite Runde. Haken Sie's also ab und kümmern Sie sich um die anderen Vorsorgen. Und ums Leben. Es wartet schon. Von 1000 Männern, die die Vorsorge in Anspruch nehmen, schneiden die allerallermeisten (980, um genau zu sein) mit diesem Ergebnis ab. Mit denen könnten Sie ja jetzt ein Feierbier trinken gehen.

Möglichkeit zwei: Ihre Bauchschlagader hat ein Aneurysma, ja, aber es ist größentechnisch noch halbwegs im Rahmen. Wir sprechen hier von mehr als drei Zentimetern Querdurchmesser, aber noch weniger als 5,5. Wenn das bei Ihnen der Fall ist, teilen Sie dieses Schicksal – statistisch gesehen – mit circa 18 von den 1000 Männern, die zur Vorsorge angetreten sind. Es ist also selten, kommt aber vor. In diesem Fall *gibt* es eine zweite Staffel. Und eine dritte. Und eine x-te. Der Arzt wird das Aneurysma einfach genau im Blick behalten wollen. Je größer, desto genauer: einmal alle zwei Jahre, einmal pro Jahr oder sogar einmal pro Halbjahr. Wenn es sich über die Zeit nicht deutlich ausdehnt, passiert weiter gar nichts. Wenn es hingegen rasch wächst – und rasch heißt hier: mindestens einen Zentimeter pro Jahr –, rutschen Sie in den nächsten Topf.

Möglichkeit drei: Ihr Aneurysma wächst schnell – oder ist schon bei der ersten Ultraschalluntersuchung dicker als 5,5 Zentimeter. Das mit den 5,5 Zentimetern ist nun wirklich selten. Von unseren 1000 hypothetischen Männern, die zur Vorsorge gekommen sind, findet man ein so großes Aneurysma nur bei etwa zweien. Auch hier muss man sein Bier nach der Untersuchung also nicht allein trinken. Das ist tröstlich. Und man kann bei diesem Bier auch direkt das weitere Vorgehen besprechen. Denn zu besprechen gibt es jetzt einiges. Bei Möglichkeit Nummer drei empfehlen die meisten Fachleute unter den meisten Umständen nämlich eine OP. Wie bitte? Eine OP? So mit Narkose und Skalpell und Blut und so? Ja, genau, so eine OP. Und zwar auch dann, wenn es Ihnen bisher blendend geht. Bevor Sie nun die Fachwelt für verrückt erklären, schauen wir uns erst kurz die OP an sich an, dann die Pros, danach die Cons.

Wie die OP funktioniert. Wie Sie schon mitbekommen haben, ist nicht das Aneurysma an sich das Problem in Ihrem Bauch, sondern der Tag, an dem es platzt. Das Ziel der OP ist es, diesen Tag nicht kommen zu lassen. Dafür gibt es im Wesentlichen zwei Optionen. Entweder man macht einen Schnitt in Ihrer Bauchdecke, legt den Abschnitt Ihrer Aorta frei, an dem das Aneurysma sitzt, schneidet die Aussackung auf, setzt ein Kunststoffrohr *in* die Bauchschlagader ein und näht die Arterie drumherum wieder zu. Fertig. Das ist also *nicht* die gleiche Technik wie beim Flicken von Jeans, bei der man ja einfach einen Stofflappen auf die Stelle draufnäht, die kurz vorm Aufreißen ist. Es ist eher so, als würde man in die Jeans ein zweites Jeansbein einsetzen, eine zweite Röhre, sodass es egal ist, falls die äußere nicht mehr dichthält. Bei der Jeans kann man sich hierfür einen regnerischen Herbstabend lang Zeit nehmen. Bei der Bauchschlagader sollte es etwas zügiger über die Bühne gehen. Die Aorta wird während der OP zwar abgeklemmt, damit einem beim Operieren nicht zu viel Blut entwischt. Aber natürlich sollte man es mit dem Abklemmen auch nicht übertreiben. Stichwort: Lebensader.

So weit zur ersten OP-Option. Sie ist sozusagen Old School, kann aber trotzdem manchmal die bessere Variante sein. Die zweite nennt sich EVAR: endovaskuläre Aortenreparatur bei Bauchaortenaneurysma. Sie ist New School. Und ziemlich elegant. Ihr Bauch, lieber Leser, bleibt dabei zu. Kein Skalpell, kein Blut, das entwischt. Stattdessen fädelt man ein kleines, längliches, röhrenförmiges Drahtgitter, das mit Kunststoff verkleidet ist, über die Leiste in die dortige Leistenarterie hinein. Von dort schiebt man es nach oben Richtung Aorta, sozusagen stromaufwärts. Es ist dabei die ganze Zeit kleingefaltet. Sonst würde man es überhaupt nicht rein- und nicht vorwärts bekommen. Genau dort, wo das Aneurysma sitzt, wird das Ganze dann aber entfaltet – und von innen gegen die Gefäßwand gedrückt. Dabei hilft ein kleiner Ballon, den man wiederum *in* dem Rohr platziert. Und, ja, falls Sie schon mal einen Herzinfarkt hatten und einen Stent bekommen haben: Es ist das gleiche technische Prinzip. Es hat was von Origami. Nur umgekehrt. Und mit Zeitdruck. Und mit Blut. Sozusagen Heavy-Metal-Origami.

Wenn das Drahtgitter-Kunststoff-Dings also entfaltet ist, hat man auch hier eine Rohr-im-Rohr-Situation. Der Ballon kommt wieder raus, der Rest bleibt drin. Forever. Die Ausbuchtung, also das Aneurysma, ist damit vom Blutfluss getrennt. In etwa so wie eine stillgelegte Autobahnraststätte. Danach ist es dann egal, ob die Bucht eines Tages reißt oder nicht. Und ohnehin wird sie ohne den Druck des Blutes wahrscheinlich nicht mehr reißen. Also: Mission complete.

Was gegen die OP spricht. Vielleicht kommt Ihnen das alles wahnwitzig vor. Ging's nicht eben noch um einen harmlosen Ultraschall beim Hausarzt? Und jetzt liegen Sie plötzlich im OP, grelles Licht, jemand will Ihnen den Bauch aufschlitzen! Und das alles, obwohl Sie null Komma null Probleme haben? What the fuck! Und Sie haben recht: Die OPs sind gefährlich. Von 100 Patienten, die operiert werden, sterben mindestens zwei *durch die* OP. Je nach Alter und Gesundheitszustand der Patienten sogar drei oder vier. Aber auch je nach Erfahrung des Chirurgen. Und vermutlich auch je nachdem, ob er einen guten oder schlechten Tag hat.

Und selbst wenn das Einsetzen der Prothese an sich glückt, ist man damit noch nicht aus dem Schneider.

- Beispiel 1: Die Prothese infiziert sich. Wie immer, wenn man in den Körper was einschleust, können sich dabei auch Keime mit reinschmuggeln – trotz aller Vorsichtsmaßnahmen. Eine ziemlich fiese Geschichte.
- Beispiel 2: Die Prothese sitzt zu hoch. Dann trennt sie nicht nur die nutzlose Aneurysma-Bucht vom Blutfluss ab. Vielleicht versperrt sie auch die Ausfahrt zur Niere.

Oder die Abzweigung zum Darm. Und wenn die kein Blut bekommen, das ist echt Shit.

- Beispiel 3: Die Prothese leckt. Das heißt, es sickert doch noch Blut ins Aneurysma – irgendwie, irgendwo, irgendwann. Schwipp, schwapp, schwipp, schwapp. Tick, tack, tick, tack. Früher oder später wird auch das zum Problem.

Und es gibt sogar noch mehr Beispiele aus der Was-alles-schiefgehen-kann-Kiste. Aber Sie haben bestimmt längst verstanden: Diese Kiste ist saugefährlich.

Was für die OP spricht. Bevor Sie nun weiterblättern oder das Buch ganz zuklappen, folgende Erinnerung: Stimmt, die OP ist riskant. Aber Sie würden sie ja nicht dem Chirurgen zuliebe machen, sondern sich selbst. Nämlich, um etwas *noch* Riskanteres zu verhindern. Statistisch gesehen stehen den zwei bis vier Prozent der Operierten, die *an* der OP versterben, zehn Prozent der Nicht-Operierten gegenüber, deren Aneurysma irgendwann reißt. Und dieses Zehn-Prozent-Platzrisiko gilt nur für die kleinen Aneurysmen. (Das sind die mit fünf bis sechs Zentimetern.) Wächst das Aneurysma, wächst auch das Risiko. Ab sieben Zentimetern sagen die Buchmacher: 50-Prozent-Platzrisiko. Mindestens! Also bestenfalls wieder fifty-fifty. Danach, *falls* es platzt, die bekannte Fifty-fifty-Chance, an Ort und Stelle ins Gras zu beißen. Und wenn nicht, wenn Sie es also bis ins Krankenhaus schaffen, dann die bekannte Fifty-fifty-Chance, trotz Not-OP etc. zu versterben. Sie sehen: Wenn Sie Freude an Wahrscheinlichkeitsrechnungen haben, ist jetzt der Moment, ein hübsches

Baumdiagramm zu malen. Vielleicht hilft Ihnen das bei der Entscheidung. Und den Baum können Sie sich dann neben Ihr Fifty-fifty-Grab pflanzen. Oder in Ihren Dann-leben-sie-noch-heute-Garten stellen.

Was jeder für sich entscheiden muss. Wir treten noch mal einen Schritt zurück: Entscheiden müssen Sie sich erst mal nicht für oder gegen die OP. Sondern nur für oder gegen die Vorsorge. Gibt es gegen die auch Gegenargumente? Ja. Mindestens zwei. Das erste: Die Vorsorge ist zwar absolut harmlos, sie hat aber auch absolut keinen heilsamen Effekt. Wenn man tatsächlich ein Aneurysma fände, wäre das nach der Untersuchung immer noch genauso groß wie vorher. Und das Risiko, dass es eines Tages platzt, wäre auch kein bisschen geringer geworden. Wenn Sie also nach allem, was ich Ihnen bisher erzählt habe, schon jetzt definitiv wissen, dass Sie sich *nicht* operieren lassen würden, dann sollten Sie auch bei der Vorsorge zweimal überlegen, ob Sie die überhaupt machen wollen. Denn sie ändert erst mal nichts an irgendwas.

Wobei das so auch nicht stimmt. Denn hier kommt das zweite Gegenargument: Es ändert sich nämlich doch was, wenn man ein Aneurysma findet. Nämlich Ihr *Wissen*. Die Vorsorge an sich ist harmlos, ja, aber dieses Wissen ist es nicht. Ihnen ist dann klar, dass da was tickt in Ihrem Bauch. Was wird das mit Ihnen machen? Stellen Sie sich diese Frage, wirklich! Und zwar vorher. Und in Ruhe. Und in aller Ehrlichkeit. Vielleicht kämen Sie klar. Vielleicht auch nicht. Und genauso Ihre Liebsten: Vielleicht kämen die klar, vielleicht aber auch nicht. Meiner Erfahrung nach lässt es jedenfalls die wenigsten kalt. Auch tiefenentspannte Kerle fangen plötzlich an, auf dies und das zu horchen: Ist das jetzt noch das Chili con Carne von Tante Anna gestern – oder schon das Aneurysma, das spannt? Anna – Aneurysma? Anna – Aneurysma? Anna-rysma? Man wird ganz kirre! Das zweite Gegenargument ist also eigentlich kein medizinisches. Es ist ein mentales: die zermürbende Macht eines schlechten Orakels.

Was *ich* tun würde? Einerseits gebe ich den Kritikern recht: Es ist natürlich jammerschade – oder besser: Es ist tragisch! –, ein glückliches Leben durch eine blöde Vorsorge zu versauen. Wir reden hier immer von Zeitbomben. Aber diese Zeitbomben, die gehen ja gar nicht hoch. Bevor es das Screening gab, haben die Männer ihre Aneurysmen einfach mit ins Grab genommen. Ohne je davon zu wissen. Kein Platzen, kein Verbluten. Und auch keine Angst, kein Arztgerenne und keine ultraangespannten Ultraschallkontrollen.

Zumindest galt das für die meisten Männer und die meisten Aneurysmen. Andererseits gibt es eben auch die, die *nicht* zu den meisten gehören, die vielleicht sogar daran sterben. Und niemand wird Ihnen jemals mit Sicherheit sagen können, wozu *Sie* gehören. Die Zahlen lassen Sie aber mit Ihrer Entscheidung nicht allein. Erstens kennen Sie ja schon die Statistiken, die auf Basis des *Durchmessers* Ihres Aneurysmas Vorhersagen treffen. Das wird Ihnen bei der Entscheidung »OP: ja/nein?« helfen. Zweitens kennen Sie bereits die Risikofaktoren für ein Bauchaortenaneurysma an sich: Alter, Rauchen, Blutdruck etc. Auch das ist eine Hilfe. Und drittens weiß man inzwischen, dass ebendiese Risikofaktoren es auch wahrscheinlicher machen, dass ein Aneurysma *wächst*. Das alles hilft, Ihr *persönliches* Risiko besser abzuschätzen. Sowohl Ihr Risiko, ein Aneurysma zu haben, als auch Ihr Risiko, dass es ein böses Ende nimmt. Ich würde meine Entscheidungen daran festmachen. Und dann würde ich mich noch fragen, ob ich gut klarkomme – mit den kleinen Unwahrscheinlichkeiten des Lebens.

Wenn Sie sich jetzt eine handfeste Pauschalantwort von mir gewünscht hätten – machen: ja/nein? –, dann bekommen Sie die hiermit auch noch: machen. Ganz klar: machen! Alle Mann machen, machen, machen. Warum? Zum einen habe ich gerade ein schönes Sommerwochenende in den Sand gesetzt, um dieses Kapitel zu schreiben. Meine Töchter sitzen aktuell mit ihrer Mama auf Opas Terrasse und futtern Eis um die Wette. Wahrscheinlich wird nachher noch ausgiebig gegrillt. Und dann gibt's bestimmt noch mal Eis. Das will ich einfach nicht umsonst verpasst haben.

Zweitens sind wissenschaftliche Studien für mich keine Orakel. Jedenfalls nicht im Sinne von Glaskugeln und Kartenlegen. Wenn Sie gut gemacht sind, sind es Wahrheiten. Dass diese Wahrheiten nicht immer schwarz-weiß sind, das muss man eben aushalten können. Ich kann es. Und Sie bestimmt auch. Daher zitieren wir zum Abschluss noch mal unsere hypothetische Tausendschaft an 65-plus-Männern herbei – und lassen sie zur Ultraschall-Vorsorge antreten. Dann stellen wir daneben eine Tausendschaft Männer gleichen Alters, die aber *nicht* zur Vorsorge geht. Danach schauen wir bei beiden Gruppen, wie's so läuft die nächsten Jahre. Der aktuelle Stand der Forschung (und der ist gut) sagt, dass wir Folgendes sehen werden: Aus der Vorsorge-Gruppe werden drei

Männer an einem Aneurysma der Hauptschlagader sterben, aus der Keine-Vorsorge-Gruppe dagegen sechs. Die Vorsorge verhindert also nicht alles. Aber sie halbiert das Risiko. Wenn Sie rational veranlagt sind, ist das vielleicht das eine Argument, auf das Sie gewartet haben. Hier ist es. Gern geschehen.

6

BLANKO-CHECK

Hautkrebs

In diesem Kapitel geht's um Hautkrebs. Genauer gesagt: die Früherkennungsuntersuchung, die Sie davor bewahren soll. Ich habe mich auf dieses Kapitel maximal gewissenhaft vorbereitet. Ich habe alles gelesen, was es dazu zu lesen gibt. Alle Fachmagazine. Alle Zeitungsartikel. Das ganze Internet. Auch das ganze Darknet. Alles. Mir wurde dabei ziemlich schnell klar: Es gibt wirklich gute Gründe, die Hautkrebsvorsorge zu machen. Trotzdem machen sie nicht alle, nicht mal annähernd. Insbesondere Männer nicht. Daher kam mir eine verrückte Idee. Und die hab ich dann auch durchgezogen: Ich habe einen Tag lang alle Männer, die mir über den Weg gelaufen sind, gefragt, warum man die Hautkrebsvorsorge *nicht* machen sollte. Es war ein großartiger Tag. Hier sind meine Lieblingsantworten!

»Hautkrebsvorsorge? Nie gehört!« Na dann: Ta-taa! Hier ist sie. Born in 2008. In Deutschland. Auch bekannt unter dem Namen Hautkrebs-Screening, Hautkrebsfrüherkennung,

Melanomvorsorge, Melanom-Screening usw. Unter all den Namen trifft »Hautkrebsfrüherkennung« die Sache aber am besten. Denn erstens geht es nicht nur um Melanome, sondern auch um andere Sorten Hautkrebs. Und zweitens wird auch hier im engeren Sinne noch nicht »vorgesorgt«, sondern erst mal nur erkannt. Will heißen: Die Untersuchung für sich genommen ändert nichts am Lauf der Dinge. Sie gibt Ihnen aber die *Chance*, am Lauf der Dinge was zu ändern. Doch von beidem gleich mehr.

Zuerst: Wer darf sie überhaupt machen, die Hautkrebsfrüherkennung? Prinzipiell natürlich jeder, der möchte. *Gezahlt* bekommt sie von den gesetzlichen Krankenkassen jedoch nur, wer mindestens 35 Jahre alt ist. Und auch die nur alle zwei Jahre. Das reicht in der Regel aber auch. Der Herr, von dem die Frage stammt und der mir gerade gegenübersteht, hat jedenfalls noch keine gemacht. Schon gar nicht die letzten zwei Jahre. Und 35 plus ist er auch. Eindeutig. Ziemlich eindeutig. Es ist Freitag. Es ist REWE. Es ist Weinregal. Es verspricht, ein interessanter Tag zu werden.

»Hautkrebs ist ja eher selten.« Mit diesem Argument schaltet sich jetzt eine REWE-Mitarbeiterin ein, die gerade dabei ist, das Regal mit den italienischen Rotweinen umzusortieren. Sie ist unter 35. Eindeutig. Und sie ist kein Mann. Auch eindeutig. Sie ist jedoch inhaltlich stark. Das merkt man sofort an der Entschlossenheit des Sortiervorgangs. Zu ihrem Argument (»Hautkrebs ist selten«) kann ich sagen: »Selten« ist natürlich ein relativer Begriff. In Deutschland gibt es pro Jahr jedenfalls etwa 20 000 Neudiagnosen eines malignen Melanoms. Das ist der sogenannte schwarze Hautkrebs. Davon etwa die Hälfte bei Männern. Was die männliche Spezies anbelangt, befinden wir uns hier häufigkeitsmäßig also irgendwo – Sie erinnern sich vielleicht – zwischen Hodenkrebs und Prostatakrebs.

Ob Sie 20 000 Fälle pro Jahr nun als selten oder häufig empfinden, bleibt Ihnen überlassen. Vor allem bleibt Ihnen überlassen, ob Sie 20 000 Fälle als *bedrohlich* empfinden. Und: Ob man bei 20 000 Fällen ein bevölkerungsweites Screening braucht? Auch darüber kann man unterschiedlicher Meinung sein. Und das ist man auch! Für Sie wichtig ist aber nur, ob *Sie* das Screening machen sollen, und nicht, ob *Deutschland* das Screening braucht. *Ich* denke: Ja. – Ja, die meisten Männer, die das hier lesen, sollten die Früherkennung machen. Wie immer liefere ich Ihnen auf den nächsten Seiten aber ohnehin alle Fakten, die Sie brauchen, um selbst zu entscheiden.

Zählt man zum schwarzen übrigens noch den sogenannten weißen Hautkrebs hinzu, sprechen wir von etwa 200 000 Neudiagnosen pro Jahr. Also mal eben eine Null mehr als der schwarze für sich genommen. Zum Vergleich: Das ist in etwa so viel, wie hierzulande VW-Golfs pro Jahr zugelassen werden. Eine stattliche Zahl. Allerdings, so viel kann ich schon verraten, ist der schwarze Hautkrebs der wahre Fiesling, der weiße geht meistens glimpflich aus.

»Das ist doch wieder nur so eine Modediagnose.« In der Weinabteilung kommt langsam Stimmung auf. Neben uns ein sommerbraunes Urlauberpärchen. Er mit Poloshirt, Plauze und Adiletten, wie man sie zuletzt in den Neunzigern ernst gemeint getragen hat. Sie beidseits von Rosé-Flaschen beflügelt. Sein Argument präsentiert er wie seinen Bauch: mit pfälzischem Selbstbewusstsein. Kurz: Sex, Drugs and Helmut Kohl. Inhaltlich ist es trotzdem kein gutes, das Argument des Pfälzers. Zumindest nicht, wenn man mit »Modediagnose« Dinge wie zum Beispiel Burnout oder Fibromyalgie meint. Die haben gemeinsam, dass ihre Definition nicht vom Himmel gefallen ist, sondern festgelegt wurde. Sie ist eine Konvention. Und sie beinhaltet Dinge, die mehr oder weniger subjektiv sind oder zumindest einen Graubereich haben, den man von außen nicht sicher beurteilen kann. Nicht so Hautkrebs: Es gibt ihn. Und man hat ihn oder man hat ihn nicht. Es kann dazu keine zwei Meinungen geben.

Was der Adiletten-Mann aber vermutlich sagen will und womit er auch total recht hat: Hautkrebs wird immer häufiger – so wie die diversen Modediagnosen. Die Anzahl der jährlichen Fälle hat sich seit den Siebzigerjahren mehr als verfünffacht. Und so wie bei manchen Modediagnosen, sagen Kritiker, kommt das auch bei Hautkrebs einfach daher, dass mehr danach gesucht wird. Es gibt also vielleicht gar nicht mehr Hautkrebs auf dieser Welt als früher. Er wird nur häufiger entdeckt und benannt. Und damit irren die Kritiker (und der Pfälzer vorm Weinregal) auch nicht. Was ich aber immer noch nicht verstehe, ist, warum es ein Argument *gegen* das Hautkrebs-Screening sein soll. Mir wär's jedenfalls lieber, mein Hautkrebs wird entdeckt, wenn es ihn denn gibt.

Außerdem scheint nicht nur die vermehrte Früherkennung für die Zunahme verantwortlich, sondern auch die Tatsache, dass wir in der Freizeit die Sonne mehr suchen als früher. Malediven, Malle, Mountainbike. Draußenyoga, Draußenaerobic, Draußenschach. Mehr Sonne heißt mehr Hautkrebs.

Möglicherweise spielt sogar der Klimawandel eine Rolle. Wobei es natürlich noch viel bessere Argumente gibt, gegen den was zu tun. So viel zum Thema Prävalenz und Inzidenz. Und so viel zum Weinregal.

»Es ist noch keiner an einem Leberfleck gestorben.« Stimmt. An Hautkrebs aber schon. Das ist eben der Punkt des Screenings: Leberfleck versus Hautkrebs – was ist was? Denn beides sieht ja erst mal ziemlich ähnlich aus. Und dass aus einem Leberfleck irgendwann ein Melanom werden kann, das wussten Sie bestimmt auch schon, bevor Sie sich dieses Buch gekauft haben. Und ja: Über 90 Prozent der Patienten, die ein Melanom entwickeln, überleben es. Das beruhigt. Aber eben doch nicht alle. Und die Chancen, dass die Sache gut ausgeht, steigen natürlich, je früher die Diagnose gestellt wird. Dazu passt, dass sich die Überlebensraten bei Hautkrebs während der letzten Jahrzehnte verbessert haben. Auch hier spielt natürlich massiv mit, dass inzwischen massiv mehr Frühstadien entdeckt werden. Und die überlebt man natürlich auch eher. Aber auch das spricht ja für einen persönlich, für den individuellen Menschen, nicht *gegen* das Screening, sondern eher dafür. Klar, gesundheitspolitisch gesehen will man letztlich Todesfälle verhindern. Und zwar in Summe. Man will, dass die große Kurve runtergeht, wenn man sich schon die Mühe macht und mal eben fürs ganze Land eine neue Vorsorgeuntersuchung ausrollt. Aber für Sie, werter Einzelmensch, gilt unabhängig davon: Je eher man Ihren Hautkrebs entdeckt, desto besser stehen Ihre Chancen, dass Sie das Ganze gut überstehen. Daher noch einmal: Ich würde es machen.

Und weil Sie, lieber Leser, ja aller Voraussicht nach ein Mann sind, würde ich es erst recht machen. Denn obwohl Frauen und Männer etwa gleich häufig an Hautkrebs erkranken, geht er bei Männern öfter tödlich aus. Vor allem bei Männern hat die Vorsorge also noch Potenzial. Und das gilt übrigens auch, falls Sie sich noch zu den *jungen* Männern zählen! Denn hier ist es so: Klar, es ist ziemlich unwahrscheinlich, als junger Mann an Krebs zu versterben. Aber wenn, dann steht Hautkrebs ziemlich weit oben auf der Favoritenliste. Das maligne Melanom liegt auf Rang zwei der Krebstodesursachen für junge Männer, um genau zu sein. Die Nummer eins kennen Sie ja schon. Stichwort: Kronjuwelen.

»Beim Dermatologen kriegt man doch sowieso keine Termine.« Mein nächster Gesprächspartner: Dreitagebart um die vierzig. Parkplatz. Einkäufe ins Auto wuchten. Rushhour. Er macht Schluss mit der Zahlenklauberei. Willkommen auf dem Boden der Tatsachen! Das sagt sein genervter Blick. Und der Blick seiner Frau. Und deren Van, in dem gefühlt ein Dutzend Kinder, Hunde und Badebälle lautstark fordern, sie mögen jetzt endlich zusteigen. Und los, los, losfahren! Ich informiere noch kurz, dass man das Hautkrebs-Screening auch beim Hausarzt machen kann. »Beim Hautarzt? Keine Termine! Sag ich doch!« Kopfschütteln. Und weg sind sie. Ich bleibe perplex auf dem Parkplatz zurück. Und das »S« mit mir. Wir beginnen zu verstehen, dass Früherkennungsuntersuchungen es echt schwer haben. Da draußen. In der echten Welt. Und nein, Statistikdiskussionen scheinen da nicht das Hauptproblem zu sein.

»Allgemeinmediziner sind halt keine Dermatologen.« Einwurf von der Seite. Golden-Ager. Silberner Audi. Bronze-

Toupet. Sachlich korrekt: Hausarzt ist nicht gleich Hautarzt. Aber: Um das Hautkrebs-Screening anbieten zu können, müssen Allgemeinmediziner eine spezielle Schulung durchlaufen. Da lernt man noch mal, worauf es ankommt, falls man es im Studium verschlafen hat. Es ist nur eine kleine Schulung, ja. Ziemlich straight forward. Aber es ist auch ein vergleichsweise kleines Thema. Und ebenfalls ziemlich straight forward. (Sie werden es nachher noch mit eigenen Augen sehen.) Und Hausärzte sollen ja auch nicht das komplexe A-bis-Z-Management dieser Erkrankung übernehmen. Sie sollen nur einzelne Verdachtsfälle rausfischen. Sie übernehmen also nur einen Minischritt aus der Diagnostikkaskade. Genau so wie wir das bei anderen Erkrankungen ja auch tun: Puls fühlen, Herz abhorchen, EKG schreiben – und dann ab zum Kardiologen. Oder Blutzuckermessen – und dann ab zum Diabetologen. Und so weiter. Ich finde: Das Thema ist bei uns gut platziert. Sie werden in guten Händen sein.

Schulung heißt aber auch: Nicht *alle* Hausärzte können die Früherkennung anbieten. Und, mit Verlaub, viele *wollen* sie auch nicht anbieten. Dafür gibt es zahlreiche Gründe. Den einen ist es organisatorisch zu kompliziert, zu zeitraubend. Den anderen ist es zu schlecht bezahlt. Und wieder andere finden nicht, dass es was bringt. Message für Sie: erst anfragen, dann Termin machen.

»Viel zu teuer. Das ist doch nur Geldmacherei!« Schlechtes Argument: Die Vorsorge ist, wie gesagt, alle zwei Jahre *kostenlos* für alle Frauen und Männer ab dem zarten Alter von 35. Der Mann, mit dem ich mich inzwischen unterhalte, widerspricht energisch. Er wischt wild übers Handy. Dann hat er die Website seines Dermatologen zu fassen gekriegt: Ja, richtig, da stehen Preise, zumindest Kostenvoranschläge. Folgendes muss man dazu wissen: Das kostenlose Hautkrebs-Screening macht man mit dem bloßen Auge. Man mustert die Flecken so genau wie möglich durch, ohne irgendwelche Apparate, einfach so. Viele Dermatologen benutzen aber ein sogenanntes Dermatoskop, zu Deutsch: Auflichtmikroskop. Das ist ein kleines, handliches Gerät, das die Haut gleichzeitig vergrößert und beleuchtet. Es ist Lampe plus Mikroskop in einem. Ich benutze das auch; gefühlt macht es mich besser. Jenseits meiner persönlichen Gefühle ist die Evidenz, dass das Screening mit Dermatoskop mehr bringt als ohne, zwar nicht überwältigend, aber es gibt sie.

Jedenfalls: Viele Dermatologen vertreten die Ansicht, dass ein Screening *mit* Dermatoskop keine normale Hautkrebsvorsorge ist. Daher müssen sie sie auch nicht umsonst anbieten, sondern dürfen IGeLn. Sprich: Sie bitten den Patienten persönlich zur Kasse. Diverse andere Player unseres Gesundheitssystems waren da lange anderer Ansicht. *Ganz* anderer Ansicht. Seit 2020 wurde die Sache nun kurzerhand amtlich geklärt. Man hat dazu einfach den Katalog geändert, in dem steht, was wie wann wem in Rechnung gestellt werden darf. Dieser Katalog ist der sogenannte EBM. Das Dermatoskop gehört dort jetzt *per definitionem* zur Vorsorge dazu, zumindest als sogenannter fakultativer Leistungsinhalt. Das heißt: Der Arzt muss es nicht verwenden, aber *wenn* er es verwendet, darf er es nicht gesondert in Rechnung stellen.

Damit ist der Drops aber noch nicht gelutscht. Denn es gibt noch andere technische Hilfsmittel, die Dermatologen gerne benutzen. Zum Beispiel kann man die Leberflecken abfilmen oder abfotografieren. *Das* ist dann definitiv nicht mehr kostenlose Standardleistung. Und tatsächlich ist es so: Ob ein Fleck gefährlich ist oder nicht, hängt auch davon ab, ob er sich *verändert*. Und das sieht man dem Fleck natürlich erst mal nicht an. Entweder man fragt also einfach den Patienten: »Das Muttermal da, zwischen Ihren Zehen, hat das schon immer so ausgeschaut?« Nicht selten sagt der Patient daraufhin: »Welches Muttermal?« Dann wissen Sie als Arzt, dass da was am Köcheln ist. Oder aber, man sammelt einfach bei jeder Vorsorge Bildmaterial. Und das vergleicht man dann über die Jahre. So ähnlich wie bei Ihren Kinderfotos. Motto: Die werden so schnell groß, die Kleinen! Das gilt eben auch für manche Melanome.

Was sollten Sie also tun? Lieber Hausarzt oder Hautarzt? Lieber ohne Technik – dafür umsonst? Oder mit – und für Geld? Ich habe die Frage mal einem Dermatologen gestellt. Das ist 15 Jahre her. Der Dermatologe wusste nicht, dass ich einmal Hausarzt werden würde. Und ich auch nicht. Es war eine schicke Praxis am Ku'damm in Berlin. »Die Kasse bezahlt nur eine Ganzkörperinspektion mit dem geschulten Auge«, meinte er. »Und das funktioniert so ...« Er machte daraufhin drei theatralische Schritte rückwärts und ließ sein geschultes Auge einmal stirnrunzelnd vom Scheitel bis zur Sohle über mich drüberschweifen. Das Ganze dauerte nur etwa fünf Sekunden. Und das war mir auch recht, denn ich war ja splitternackt. »Fertig!«, rief er – und grinste. Was für ein gelungener Pitch. Ich hab daraufhin fünf Jahre lang jedes Jahr die IGeL-Untersuchung gemacht. Brav und treu. Und happy.

Heute weiß ich: Das mit der Ganzkörperinspektion stimmt natürlich. Aber nirgendwo steht, dass man dafür meterweit vom Patienten entfernt stehen soll. Und fünf Sekunden tun's auch nicht. Andererseits: Der Dermatologe damals war nicht nur ein hervorragender Verkäufer. Er war glücklicherweise auch fachlich fit. Und technisch top. Er konnte mir jedes Jahr bei jedem kritischen Fleck immer die jeweiligen Voraufnahmen zeigen. Seite an Seite. Wie im Zeitraffer. Das war schon fancy. Im fünften Jahr schnippelten wir dann schließlich einen raus, der irgendwie unruhig wurde. Er war gutartig, der Fleck. Aber trotzdem: ein gutes Gefühl. Und der Dermatologe, der hat das schon ordentlich gemacht.

Meine Frau würde Ihnen hingegen Folgendes erzählen: Sie hat in sieben Jahren gefühlt sieben Dermatologen durchgemacht. Ständig kam ein Umzug dazwischen. Oder die Liebe. Oder das Leben. Jedes Mal war es ein erbitterter Kampf, die Bilddaten mit zum neuen Dermatologen zu retten. Entweder waren die Daten in der Zwischenzeit magisch verschwunden – »wegen einer Systemumstellung«. Oder sie sollte dafür zahlen, für *ihre* Gesundheitsdaten! Oder zwar nicht für die Daten, aber für den CD-Rohling. Zehn Euro. Für einen CD-Rohling. 2015. Unglaublich! Meistens konnte der jeweils nächste Dermatologe mit dem Datensalat des jeweils vorigen dann sowieso nichts anfangen. Mit anderen Worten: Es ging jedes Mal von vorne los. Das ganze Fotografieren, Filmen und Speichern: komplett für die Katz. Das war echt nervig.

Normalerweise *rationalisiere* ich solche Entscheidungen ja gerne, schaue auf die Daten, auf die Studien, auf die Statistik. Aber hier: Fehlanzeige. Ich würde Ihnen daher raten: Schauen

Sie auf Ihren Geldbeutel, auf Ihren Hausarzt, auf Ihren Dermatologen. Probieren Sie's gegebenenfalls einfach mal aus. Und zwei Jahre später dann die andere Variante. Sie werden das für sich schon richtig entscheiden. Was Sie in jedem Fall *nicht* tun sollten, sind zwei Dinge: Erstens: IGeL-Geld bezahlen fürs reine Dermatoskopieren – also ohne Foto, ohne Video, ohne Speichern. Das ist, wie gesagt, inzwischen unzulässig. Erfahrungsgemäß ist unser Berufsstand informationstechnisch aber teils etwas träge. Nicht ausgeschlossen also, dass Sie der Bote sind, der die Botschaft überbringt.

Zweitens: Falls Sie sich erst mal für den Allgemeinmediziner entscheiden und falls der dann was Auffälliges findet, wird er Sie danach zum Dermatologen weiterschicken. Sie bekommen dafür eine klassische Überweisung. Es besteht also Hautkrebsverdacht. Wenn der Dermatologe so einen Verdacht abklärt, macht er seinen Job. Nicht mehr und nicht weniger. Und zwar egal, welche technischen Mittel er dafür heranzieht. Und fürs Jobmachen darf er Ihnen keine Rechnung schreiben. Er wird dann direkt von Ihrer Krankenkasse bezahlt. (Ob diese Bezahlung angemessen ist, liebe Kollegen, steht auf einem anderen Blatt.) Also merken Sie sich: Die Früherkennung müssen Sie ggf. aus eigener Tasche bezahlen. Wenn aber im ersten Schritt ein Verdacht aufgetreten ist, dann ist der zweite Schritt keine Früherkennung mehr, sondern Abklärung. Und bei der ist IGeL tabu.

»Ohne Gewebeprobe weißt du gar nix.« Das stimmt. So wie man auch nicht weiß, wer am Telefon ist, wenn man nicht rangeht. Das Hautkrebs-Screening ist nur das Klingeln. Es fischt Verdachtsfälle raus. Es ist nichts Definitives. Erst die

Gewebeprobe weist den Krebs nach. Das Prinzip kennen Sie schon von den Darmpolypen: Man mustert die Probe unterm Mikroskop, ganz dünn geschnitten, zigmal vergrößert. Erst so sieht man die einzelnen Zellen und die Struktur des Gewebes. Erst so kann man sagen, ob die Sache bösartig ist. Und wie beim Darmkrebs nimmt man meistens trotzdem erst mal alles raus – auch auf die Gefahr hin, dass der Fleck (bzw. der Polyp) sich später als gar nicht bösartig erweist.
Warum? Erstens sind es meistens nur kleine Stellen: Oft ist der Fleck nur unwesentlich größer als es allein die Gewebeprobe gewesen wäre. Damit ändert sich auch beim Thema Narbe nicht viel. Zweitens müssen Sie und der Arzt sich den ganzen Aufwand (Termin finden, lokale Betäubung spritzen, Schnitt setzen, Nerven haben) dann definitiv nur einmal machen. Drittens kann man – wie beim Darmkrebs – unterm Mikroskop auch gleich schauen, ob das Ding im Ganzen raus ist. Man will also nachweisen, dass an den Rändern der Gewebeprobe schon die kerngesunde, krebsfreie Haut beginnt.
Zusammengefasst: Das mit dem Hautkrebs-Screening und der Gewebeprobe ist natürlich keine Entweder-oder-Story. Es ist eine Erst-das-eine-dann-gegebenenfalls-das-andere-Story. Die Vorsorge ist einfach dazu da, dass die *richtigen* Flecken unterm Mikroskop landen; die mit einer gewissen Chance, dass sich was findet.
Meine Story führt mich indessen zurück in den Supermarkt, zurück zum Weinregal. Ich hab dort im Tumult komplett den Rioja vergessen, die eigentliche Mission. Und wen treffe ich? Den Pfälzer. Er klappt prompt sein Poloshirt hoch: »Was sagen Sie dazu, Doktor?« Er hat also doch angebissen. Ich

mustere seinen Bauch. Es ist ein klassischer Männerglobus mittleren Alters. Da kommt immer vieles zusammen: Leberflecken, Altersflecken, rote Flecken. Kurze Haare, lange Haare, Kräuselhaare. Hier ein Furunkel, da eine Warze, dort ein Tattoo. Party unterm Dermatoskop. Leider hab ich keins dabei. Ich neige mich also weiter nach vorn. Tatsächlich findet sich direkt in der Kugelmitte ein verdächtiger Fleck, eine kleine schwarze Krake. Hochinteressant! Ich neige mich noch weiter vor. Und weiter. Und weiter. Erste Passanten bleiben stehen. Der REWE hält den Atem an.

»Ist doch sowieso meistens Fehlalarm, oder?« Ein Schaulustiger löst die Spannung auf, greift zum Grauburgunder, verlässt die Szene Richtung Kasse 3. Höchste Zeit also. Höchste Zeit, noch rasch die Fakten zu platzieren: Die Wahrscheinlichkeit, dass sich ein Fleck, der in der Früherkennung als verdächtig eingestuft wurde, als tatsächlich bösartig erweist, liegt bei – man weiß es nicht. Es gibt keine guten Daten. Aber: Dass sich ein Fleck, der *unterm Mikroskop* landet, als bösartig erweist, dazu gibt es Daten. Leider aber auch hier keine konklusiven. Heißt: Es gibt Studien, ja, aber keine, die groß und gut genug sind, um eine abschließende Antwort zu liefern. Letztlich ist die Frage die: Wenn der Arzt sagt, der Fleck *könnte* Krebs sein, wie hoch ist dann die Wahrscheinlichkeit, dass es Krebs *ist*? Das wären die richtig-positiven Funde. Die falsch-positiven wären alle anderen. Also die Fehlalarme. Wenn *die* unterm Messer landen, war es sozusagen umsonst. Entscheidend ist also die Falsch-positiv-Rate. Und diese Rate liegt je nach Studie – halten Sie sich fest! – zwischen 70 und 95 Prozent. Das ist eine große Zahl. Und ein großer Korridor. In der

Regel ist so eine große Spanne ein sicherer Hinweis darauf, dass die Studien verfälscht sind. (Nicht *ge*fälscht, mit Verlaub.) Dafür gibt es zig Gründe. Vielleicht liegt die Wahrheit irgendwo dazwischen. Vielleicht liegt sie aber auch am einen oder anderen Ende der Spanne. Oder ganz woanders.

Warum das so wichtig ist? Nun: Eigentlich soll Früherkennung ja Gutes tun. Doch je mehr Fehlalarme sie produziert, desto mehr richtet sie auch Schaden an. Denken Sie zum Beispiel ans Aneurysma zurück: Hier bimmelt der Fehlalarm vielleicht lebenslänglich! Oder an Darmkrebs und den ganzen Aufwand der Darmspiegelung. Oder, oder, oder. Beim Hautkrebs ist der Schaden glücklicherweise ziemlich begrenzt. Das größte Unheil ist vermutlich die kleine Narbe, die Ihnen bleibt.

Meine Empfehlung? Eine Falsch-positiv-Rate von null werden Sie nicht bekommen. Niemals. Schon gar nicht bei einer Früherkennung. Ich würde mich davon nicht abschrecken lassen und die Vorsorge erst mal machen. Nehmen wir an, der Arzt findet was. Dann können Sie sich immer noch fragen: Wenn der komische Fleck eine mindestens fünfprozentige Chance hat, dass es Hautkrebs ist, will ich das dann lieber erst mal so (a) hinnehmen oder (b) mitnehmen, zum Dermatologen, zur Gewebeprobe? Ich persönlich würde zum Dermatologen gehen. Insbesondere, weil die fünf Prozent ja in Wirklichkeit vielleicht auch eher zehn, 20 oder 30 Prozent sind. Falls Sie anders fühlen: auch gut. Denn im Gegensatz zum Aneurysma und zum Darmkrebs *sehen* Sie Ihren verdächtigen Fleck ja. Behalten Sie ihn also andernfalls einfach erst mal gut im Blick.

»Ich will mich nicht nackig machen.« Dieses Gegenargument bekomme ich ironischerweise in der Sauna zu hören. Hier bin

ich inzwischen gelandet. Aber gut: Nackt ist eben nicht gleich nackt. Beim Hautkrebs-Screening gilt jedenfalls das Motto: Keine Diagnose durch die Hose. Sie *müssen* sich ausziehen. Man muss einfach absolut alles angucken – mit Betonung auf »muss« und »absolut« und »alles«. Einen superkomischen, superschwarzen, superneuen Fleck, der mitten auf Ihrer Nase prangt, den finden Sie auch ohne mich. Zumindest wenn Sie einen Spiegel haben. Oder Freunde. Und dann warten Sie hoffentlich auch nicht zwei Jahre damit, einen Arzt aufzusuchen. Die Früherkennung ist hingegen für die entlegenen Winkel Ihres Körpers gedacht. Für die Verstecke. Für die Zwischenräume. Für die Rückseiten. Für die Unterteile. Eben alles, wo Sie selbst nicht hingucken können oder würden. (Beides ist sehr personenspezifisch, kann ich Ihnen berichten.)
Bei einer ordentlichen Hautkrebsvorsorge schaut Ihre Ärztin oder Ihr Arzt also den gesamten Körper an. Nicht nur das, wo gerade zufällig kein Stoff ist. Die meisten Kolleginnen und Kollegen kriegen das auch hin, ohne dass Ihnen, meine Herren, die Schamesröte ins Gesicht steigen muss. Ich, zum Beispiel, sorge in Schritt eins immer erst mal dafür, dass die Tür zu ist, richtig zu, und ein fettes »Jetzt nicht!«-Schild draußen hängt. Niemand soll reinspazieren. Es ist ein geschützter Raum. Dann organisiere ich mich so, dass Sie nicht alles auf einmal ausziehen müssen, sondern immer nur teilweise blank dastehen. Und überhaupt: Die Hälfte der Zeit *liegen* die Herren bei mir bei der Vorsorge. So haben beide Seiten noch mehr Ruhe. Und eigentümlicherweise fühlt man sich im Liegen beim Nacktsein weniger komisch. Vielleicht, weil der Mensch mit dem Nackt*liegen*, allgemein gesprochen, mehr

Erfahrung hat als mit dem Nackt*stehen*. Duschen mal ausgenommen.

Ich habe dann ein bestimmtes System, das ich abarbeite. Für dieses System gibt es ausnahmsweise mal keine bürokratischen Vorgaben. Man kann es als Arzt so machen, wie man möchte. Hauptsache, das System ist – nun ja – systematisch. Sprich: Man muss wirklich jeden Zentimeter einmal angeschaut haben. Ich fange immer ganz oben an, mit der Kopfhaut, am Scheitel. Da kann der Patient erst mal alles anlassen und bleibt auch so sitzen, wie er es gewohnt ist: auf dem Sprechzimmerstuhl gegenüber meinem Schreibtisch. Ich kämme dann seine Haare mit einem Holzspatel Lage um Lage zur Seite und schaue mir zwischendurch dies und das auf der Kopfhaut mit dem Dermatoskop an. Wenn sich dann noch ein süffiges Gesprächsthema findet: Perfekt! Läuft. Im Prinzip wie beim Frisör.

Dann hinter die Ohren. Dann das Gesicht. Dann aufstehen und einmal oben ohne. Und zwar ringsherum. Inklusive Achseln: also linken Arm einmal hochhalten – und gucken – danke. Dann den rechten – und gucken – danke. Dann Oberteil wieder an. Und Hose und Socken aus. Unterhose bleibt erst mal an Ort und Stelle. Im Liegen inspiziere ich dann Bein um Bein. Und natürlich die Zehenzwischenräume. Gerade dort verstecken sich manchmal Melanome! Eine klassische heimliche Sonnenbrandstelle. Oder schmieren Sie sich jedes Mal Sonnencreme zwischen die Zehen, wenn's in Schlappen oder Sandalen in die Sonne geht?

So: Und zuletzt noch das Schlüpfer-Areal. Wenn Ihre Unterhose nicht gerade ein monströses Boxershort-Zelt ist, kann sie manchmal sogar anbleiben. Ich schiebe sie mir dann einfach zur Seite, wenn meine Systematik bei den entsprechenden Hautabschnitten angekommen ist. String-Tangas sind hier also perfekt, Gentlemen, aber im Sprechzimmer meist unterrepräsentiert.

In Summe ist das oft eine recht heitere Sache, so eine Hautkrebsvorsorge. Viele Patienten sind anfangs angespannt, klar. Manche nuscheln unterwegs einen ganzen Katalog an Entschuldigungen runter. Ihnen ist vielleicht Ihr Verschwitztsein peinlich. Ihre vernachlässigten Zehennägel. Ihr Rosen-und-Revolver-Tattoo. Dabei ist mir als Arzt doch nichts Menschliches fremd! Das sage ich dann auch. Und das meine ich auch so. Ich bin ja kein Briefmarkenverwalter. Und übrigens auch kein Fitness- oder Beauty-Coach. Ich bin nicht zufällig in meinen Beruf gestolpert. Ich hab ihn mir ausgesucht. Menschen sind halt Menschen. Und echte Menschen haben eben echte Körper. Ich komme damit klar. Und die meisten Männer dann irgendwann auch während des Screenings. Also: Alles gut.

Apropos: Alles gut? Mit dieser Frage sollte ein ordentliches Screening eigentlich sowieso beginnen. Also noch mal: Ist so weit alles gut mit Ihrer Haut – oder ist Ihnen in letzter Zeit ein Leberfleck aufgefallen? Kommt Ihnen irgendeiner irgendwie komisch vor? Zum Beispiel besonders groß? Oder besonders krakelig? Oder haben Sie irgendwo den Eindruck, dass einer wächst? Das gute Screening beginnt also mit ein paar guten Fragen. Dazu gehören übrigens auch Fragen zu besonderen Risikofaktoren, die für Sie vielleicht gelten.

Zu alledem kommen wir aber gleich noch. Jetzt muss ich erst mal aus der Sauna flüchten. Hier ist inzwischen eine angeregte Fachdiskussion ausgebrochen. Handtücher fallen, Leberflecken werden präsentiert, Hypothesen formuliert. Und immer mehr Menschen (und Leberflecken) wechseln aus anderen Saunen zu uns in die finnische. Es scheint sich rumzusprechen. Prinzipiell erfreulich. Aber für mich Zeit zu gehen. Es folgt: ein Zitronengrasaufguss.

»Leberflecken anschauen? Dit kann ick och aleene!« Ich sitze inzwischen frisch geduscht vor einem Berliner Spätkauf. Meine Frage zum Hautkrebs stößt hier offensichtlich auf Ablehnung. Und inhaltlich hat mein Gegenüber ja auch recht: Ja, man kann seine Leberflecken auch selbst durchschauen. Zumindest die, an die das Auge rankommt. Es ist zwar nicht ganz so unterhaltsam wie in der Sauna. Aber es geht. Und wer kennt das nicht: Man liegt auf dem Sofa, entdeckt einen Fleck und fragt sich dann eine ganze Werbepause lang, ob der schon immer da gewesen ist. Und wenn ja, ob er schon immer so komisch ausgesehen hat.

Für diese Momente biete ich vor dem Späti dann spontan noch ein kleines Training an. Es bezieht sich auf die wichtigste Art von Hautkrebs, den schwarzen Hautkrebs, das maligne Melanom. So ein Training kommt bei den Leuten in der Regel besser an als die Hodenvorsorge. Erstens muss man dafür nicht unter die Dusche. Zweitens kann man sein Wissen auch bei anderen anwenden – ohne ihnen gleich im Schritt zu stöbern. Und drittens hat der Algorithmus einen unvergesslichen Namen: Es ist die sogenannte ABCDE-Regel. Also los:

- **A wie Asymmetrie.** Der klassische arglose Leberfleck ist rund oder oval. Je unrunder er wird, desto verdächtiger. Melanome sehen dagegen manchmal eher aus wie Kraken. Oder – wenn man ihnen lange genug beim Wachsen zuschaut – wie Landkarten. Wenn Sie also plötzlich ein kleines schwarzes Sylt oder Rügen auf Ihrer Wade entdecken, stimmt was nicht. Kurz: Augen auf bei Asymmetrie!

- **B wie Begrenzung.** Die englischsprachige Welt sagt dazu auch: »B like border«. Schauen Sie sich also die Ränder des Flecks genau an. Dabei hilft eine Lupe. Und gutes Licht. Oder beides in einem: Bestimmt hat Ihr Smartphone so eine Funktion. Normale Leberflecken haben in der Regel ziemlich scharfe, klare Kanten. Melanome fransen hingegen eher aus. Man sieht dann unter der Lupe die Fransen. Oder zumindest wirkt alles irgendwie unscharf.
- **C wie Color.** Hier geht's also um die Farbe. Dieses Kriterium ist nicht ganz so einfach. Das stinknormale Muttermal ist ja in der Regel mokkabraun bis espressoschwarz. So auch das Melanom. Die Farbe an sich ist also kein Alleinstellungsmerkmal. Manche Melanome *verändern* die Farbe des Muttermals aber, aus dem sie hervorgehen. Und manche weisen plötzlich *verschiedene* Kolorierungen innerhalb eines Flecks auf. Wieder andere färben sich besonders fancy ein: weißlich, bläulich, gräulich, komisch. Das alles sollte Sie also jeweils misstrauisch werden lassen. Und einem krakenartigen, unscharfen Leberfleck sollten Sie andererseits auch dann nicht trauen, wenn er in Standardtönen daherkommt.
- **D wie Durchmesser.** Das Problem mit Krebs ist ja, dass er nicht bleibt, wo er ist. Er wächst. Er dehnt sich aus. Er setzt sich ab. Auch bei Melanomen ist das so. Daher

ist ein großer Durchmesser immer ein großes Ausrufezeichen. Aber Mitdenken schadet auch hier nicht: Ein Muttermal, das seit Jahrzehnten absolut unverändert vor sich hin schlummert, ist absolut unverdächtig – und sei es noch so groß! Wenn der Fleck aber ein Neuling ist, lautet die Faustregel: Je größer, desto gefährlicher. Die rote Linie ziehen manche bei fünf Millimetern, andere bei sechs. Egal. Schrauben Sie einfach einen Kuli auf und stülpen Sie die leere Hülse über den Fleck. Einmal feste, feste drücken – und dann wieder wegnehmen. So: Ist Ihr Fleck größer als der kreisrunde Abdruck, den die Kugelschreiberhülse hinterlassen hat, ja? Dann gehen Sie zum Arzt.

- **E wie Entwicklung.** Sie haben's schon gemerkt: Mit Muttermalen ist es wie mit Beziehungen: Man kann das ein oder andere verkraften, solange die Entwicklung stimmt. Im Gegensatz zu Beziehungen ist es bei Muttermalen jedoch so: Keine Entwicklung ist die beste Entwicklung. Solange alles so bleibt, wie es ist, kann es so bösartig nicht sein. Das gilt im Prinzip für die komplette Krebskunde: No news is good news. Behalten Sie diesen wichtigen letzten Buchstaben E also immer im Hinterkopf, wenn Sie das A, das B, das C oder das D prüfen: No news is good news.

»Weißen Hautkrebs sieht man sowieso nicht.« Langsam regt sich was vorm Späti. Touris, Alkis, Teenager. Es wird geshoppt, genippt, gekifft. Es wird geplaudert, geplappert und zurechtgerückt: Hornbrillen, Dekolletés, Weltbilder. Alles.

Neben mir: ein Stammkunde. Er schaltet sich mit diesem klassischen Argument ins Gespräch ein. Es ist leider auch ein klassisches Missverständnis. Denn weißer Hautkrebs ist – Attention, attention! – gar nicht weiß. Nicht im engeren Sinne. Er ist einfach nur nicht schwarz. Er entsteht, im Gegensatz zum schwarzen Hautkrebs, aus unpigmentierter Haut, ja. Man würde ihn also nicht mit einem Muttermal verwechseln. Aber man darf ihn sich andererseits auch nicht wie einen weißen Punkt auf weißer Leinwand vorstellen.
Und wie darf man ihn sich dann vorstellen? Das ist das Problem: Manche Stellen sind rötlich und rund. Manche Stellen sind eher silbrig und schuppig. Manche sind Krater, manche Kratzer, manche Krusten. Manche jucken. Manche bluten. Beim weißen Hautkrebs ist man als Arzt noch viel mehr als beim schwarzen von der Story abhängig. Von der Story, die einem der Patient zu der Stelle erzählt. Und vom Risikoprofil des Patienten. Weißer Hautkrebs nimmt mit dem Alter zu; der wichtigste Risikofaktor ist die Sonne. Wenn mir also zum Beispiel ein 90-jähriges Großväterchen beiläufig erzählt, dass die komische Wunde an seiner Ohrmuschel (die ja nun schon seit 90 Jahren Sonne abbekommt) seit Monaten immer wieder auftaucht, egal wie oft er sie wegkratzt, dann klingelt bei mir ein schrilles Alarmglöckchen. True story.
Die gute Nachricht ist aber: Weißer Hautkrebs wächst meistens ziemlich langsam. Und er streut spät bis gar nicht. Weißer Hautkrebs – das ist ja eigentlich nur ein umgangssprachlicher Überbegriff für verschiedene Hautkrebsarten, die eben *nicht* Melanome sind. Meistens meint man damit zum einen Basaliome. Die werden auch Basalzellkarzinome genannt.

Zum anderen meint man damit Spinaliome. Die werden auch Plattenepithelkarzinome genannt. Alle diese Arten zusammengerechnet ist weißer Hautkrebs in unseren Breiten etwa zehnmal *häufiger* als schwarzer Hautkrebs. Aber sterben tun daran etwa fünfmal *weniger* Menschen. Sie sehen: Die Tatsache, dass man weißen Hautkrebs erst mal viel schlechter ausfindig machen kann als schwarzen, ist oft verkraftbar. Denn er gibt einem fürs Ausfindigmachen auch viel mehr Zeit. **»Schatten ist die beste Prophylaxe.«** Auf meiner Bierbank vorm Späti ist ein zweiter Stammkunde eingetroffen. Einer links, einer rechts, in der Mitte ich. Irgendwo am Horizont geht bestimmt gerade die Sonne hinterm Fernsehturm unter. In Feierabendorange. Prost! Auf dieses Argument – also das Schatten-ist-die-beste-Prophylaxe-Argument – können wir drei uns übrigens sofort einigen. Erinnern Sie sich noch, was ich Ihnen im Einleitungskapitel zu Primärprävention versus Sekundärprävention erzählt habe? Ja? Unter Primärprävention fällt alles, was dazu führt, dass Krankheiten gar nicht erst entstehen. Sekundärprävention ist hingegen alles, was hilft, dass man entstandene Krankheiten früh entdeckt. Das Hautkrebs-Screening ist klassische Sekundärprävention. Schatten ist Primärprävention. Es muss also nicht immer Tofu sein. Und nicht Salat, nicht Joggen, nicht Yoga. Manchmal kann gerade Nichtstun die beste Prophylaxe sein. Man muss nur an der richtigen Stelle nichts tun. In diesem Fall: im Schatten. Klar ist: Die Sonne erweist unserem Planeten sehr viel Gutes. Man möchte sie nicht missen. Als Beleg hier eine kurze, wahllos zusammengestellte Hitliste: Photosynthese, Vitamin D, Strom. Weitere Belege: Tageslicht, Jahreszeiten, Ballermann. Aber: Sonne schadet auch. Auch hierzu eine kurze Hitliste: Melanome, Basaliome, Spinaliome. Viel Sonne heißt viel Hautkrebs. Es ist, um es exakt zu sagen, die UV-Strahlung, die schadet. Sie macht die DNA unserer Hautzellen kaputt. Das ist an sich noch kein Weltuntergang: Im Körper geht dauernd DNA kaputt. Die wird dann einfach wieder repariert: No problema! Aber wenn immer wieder DNA kaputtgeht – immer, immer wieder –, dann kommen die Reparaturmechanismen irgendwann nicht mehr hinterher. Und dann entartet die Zelle. Das heißt: Sie fängt an, nicht abgesprochene Dinge zu tun. Zum Beispiel, sich unkontrolliert zu vermehren. Oder auszuschwärmen. Und dann haben wir den Salat: Gran problema!

Ich habe am Anfang des Buches ja versprochen, Ihnen nicht mit Primärprävention in den Ohren zu liegen. Erstens, weil es dazu schon so viel Lektüre gibt. Zweitens, weil Sie es wahrscheinlich sowieso schon wissen. Drittens, weil es manchmal einfach nervt. Aber nirgends ist die Prophylaxe so einfach zu haben wie beim Hautkrebs. Die *muss* ich Ihnen einfach kurz zusammenfassen. Setzen Sie sich also für einen Moment dazu, ja? Es ist noch Platz auf der Bank. Hier ist ein Bierchen für Sie. Flaschenöffner. Pf-tsch! Perfekt. Und jetzt lauschen Sie bitte den folgenden fünf Prophylaxe-Punkten:

1. **Sonne ist nicht gleich Sonne.** Sommersonne ist schädlicher als Wintersonne. Mittagssonne ist schädlicher als Abendsonne. Und Sonne aus dem Solarium ist nicht weniger schädlich als die aus dem Weltall. Um genau zu sein: Die Strahlung der Standardröhre Ihres Solariums

entspricht in etwa der Strahlung der Sonne im Sommer. Um 12 Uhr mittags. Am Äquator. Ohne Wolken.

2. **Schatten ist nicht gleich Schatten.** Bestimmt wissen Sie schon, dass die Sonne auch im Schatten scheint. Auch hierher dringen die schädlichen UV-Strahlen. Trotzdem: Der Mensch braucht natürlich Sonne: sein Körper, seine Seele, seine Solaranlage. Schatten ist einfach der vernünftige Mittelweg zwischen draußen Badestrandbrutzeln und drinnen Sofahocken. Und mit dem Schatten ist es so: Je dichter und mehrschichtiger das Ding ist, das den Schatten wirft, desto weniger UV-Strahlung kriegen Sie ab. Blätter, Bäume, Sonnenschirme: Es macht einen Unterschied, *welchen* Schatten Sie suchen.

3. **Klamotte ist nicht gleich Klamotte.** Ja: Stoff ist besser als kein Stoff. Daher: Tragen Sie lange Ärmel, wenn Sie länger draußen sind. Aber es macht auch einen Unterschied, *welchen* Stoff Sie tragen. Auch hier gilt: je dichter und mehrschichtiger, desto besser. Auch die Farbe spielt eine Rolle: dunkel ist Trumpf. Übrigens gibt es auch hierfür Standards; so, wie den berühmten Lichtschutzfaktor für die Sonnencremes. Der beste dieser Standards ist der UV-Standard 801. Warum? Textilien verlieren durchs Waschen, Tragen, Nutzen oft an UV-Schutz. Der 801er berücksichtigt das schon mit.

4. **Sonnencreme ist nicht gleich Sonnencreme.** Je höher der sogenannte Lichtschutzfaktor, desto besser, klar. Aber

der bezieht sich praktisch nur auf den UV-B-Anteil des Sonnenlichts. Ob die Creme auch ordentlich gegen UV-A-Strahlen schützt, sagt Ihnen ein kleines Symbol auf der Tube. Suchen Sie es. Und wenn Sie es nicht finden, nehmen Sie eine andere. Aber so oder so: Der Lichtschutzfaktor verlängert nur die Zeit, die Sie in der Sonne verbringen können, ohne einen Sonnenbrand zu kriegen. Ist diese Zeit um, ist sie um. Denn mit der Haut ist es eben *nicht* wie mit Akkus, Autos oder Bierkästen: Nachtanken hilft nichts. Warum Sie sich an einem langen Sommertag trotzdem immer wieder eincremen sollten? Weil die Creme unterwegs buchstäblich immer wieder abhandenkommt. Wasser, Schweiß und Handtuchwischen: Das sind alles mechanische Faktoren, die Sie Sonnencreme kosten. Also nachcremen: ja. Ewig in der Sonne bleiben: nein.

5. **Haut ist nicht gleich Haut.** Daher teilt man sie in Hauttypen ein. In der Regel in sechs verschiedene. Typ I hat das höchste Hautkrebsrisiko; Typ VI das geringste. Stellen Sie sich Hauttyp I als blauäugigen, blassbleichen, sommersprossigen Rot- oder Blondschopf vor. Der kriegt schon nach zehn Minuten Sonnenbrand. Das sind die Leute, die eigentlich nie braun werden, sondern immer direkt rot. Ganz anders Hauttyp VI: Er kriegt erst nach circa einer Stunde Sonnenbrand. Typ VI ist mindestens Mokka bis maximal Schoko. Er hat rabenschwarze Haare und kastanienbraune Augen. Die anderen Typen liegen irgendwo dazwischen.

So: Wir sind fertig. Was nehmen wir mit? Erstens: Spätis, Saunas und Weinregale sind großartige Orte, um Fachdiskussionen zu führen. Zweitens: Hautkrebsfrüherkennung hilft, Hautkrebs frühzeitig zu erkennen. Daher der Name. Statistisch klar ist: Seit der Einführung des Screenings wird mehr Hautkrebs entdeckt als vorher. Statistisch auch klar ist: Je früher man Hautkrebs entdeckt, desto besser stehen die Chancen auf einen glimpflichen Ausgang. Was die Statistik allerdings trübt, ist die Vogelperspektive: Es sterben in Deutschland seit Einführung der Vorsorge bisher nicht weniger Menschen an Hautkrebs als vorher. Das hat dem Screening – als *bevölkerungsweiter* Vorsorge – einiges an Kritik eingehandelt. Viertens: Wer aber definitiv von einem Hautcheck beim Arzt profitiert, sind alle, die von Haus aus ein höheres Risiko mitbringen. Also Sonnenanbeter und Solarienjünger. Und Outdoor-Junkies und Badenixen. Und allgemein helle Hauttypen. Und Alte. Und Männer. Fünftens: Ihr Hautkrebsrisiko fällt nicht komplett vom Himmel. Sie haben es in der Hand. Und mit dieser Hand können Sie zum Beispiel Sonnenschirme aufspannen. Oder Sonnencremes cremen. Oder eine Siesta im Schatten einer stolzen Pinie einläuten. In diesem Sinne: Buenas noches, señores!

7

MY HEART WILL GO ON

Cholesterin, Schlaganfall, Herzinfarkt

In diesem Kapitel werden wir uns im Internet rumtreiben. Genauer gesagt: in Internetforen. Sie sind der perfekte Ort für unsere nächste Mission: Cholesterin checken. Tausende Internetnutzer checken es nämlich – nicht. Sie sind komplett verwirrt. Das ist Ihnen auch nicht weiter vorzuwerfen, ehrlich nicht. Sie haben einfach zu viele Posts anderer verwirrter Nutzer gelesen. Und auch denen ist ihr Verwirrtsein – und das meine ich ernst – aus gleichen Gründen nicht vorzuwerfen.

Was ist Cholesterin? Wir beginnen auf gutefrage.net. Hier gibt es einen Thread, der da heißt: »Hallo was ist Cholesterin?« Eröffnet hat ihn AppleBoy10. Neben Cholesterin bewegt AppleBoy10 noch, was Schlagzeugunterricht kosten darf, wie man mit einer Winkelhalbierenden ein Dreieck konstruiert und ob man sich täglich duschen darf – oder es sogar sollte. Mit anderen Worten: ein sympathischer junger Mensch mit nachvollziehbaren Sorgen, der eine ordentliche Antwort verdient hat.

AppleBoy10 schreibt also: »Hey Leute! Ich verstehe nicht, was meine Mutter mit Cholesterin meint.« Was seine Mutter damit tatsächlich meint, weiß ich nicht. Was sie damit aber meinen *sollte*, ist Folgendes: Cholesterin ist in unserem Körper so etwas wie Bausubstanz. Und zwar unverzichtbare Bausubstanz. Keine Zelle kann ohne, denn das Gros der Zellwände ist aus diesem Material gemacht. Es gibt aber noch diverse Sonderverwendungen für Cholesterin. Zum Beispiel ist es auch der Stoff, aus dem einige der prickelndsten Hormone des Körpers bestehen. Wenn Ihnen ein Chemiker dieses Cholesterin einmal aufmalen würde – so mit quietschender weißer Kreide auf grünem Grund, meine ich –, dann würden Sie auf der Tafel zwei sich aneinanderschmiegende Sechsecke sehen. Und darüber, leicht nach rechts versetzt, noch mal zwei ähnliche Dinger. Optisch würde Sie das vielleicht an Bienenwaben erinnern. Oder an ein neues Bücherregalkonzept von IKEA. Das, meine Herren, ist ein sogenanntes Sterangerüst. (Tusch!)

Nun werden Sie nicht glauben, was man aus so einem Sterangerüst alles basteln kann! Erstens Sexualhormone. Östrogene, Gestagene, Androgene – you name it. Zweitens die sogenannten Glucocorticoide. Zum Beispiel Kortisol. Die haben praktisch überall ihre Finger im Spiel: Stressreaktion, Immunregulation, Knochenstoffwechsel. Und – wir erinnern uns! – auch beim Blutdruck und beim Zuckerhaushalt. Drittens die sogenannten Mineralcorticoide. Denen wird meist nicht der ganz große Ruhm zuteil. Sie sind aber ebenso wichtig und ebenso faszinierend. Sie managen nämlich den Wasserhaushalt und den Elektrolythaushalt – also Natrium, Kalium und dergleichen. Zusammengefasst: Wir *brauchen* Cholesterin. Daher kann man dem User namens MedTut nur zustimmen, wenn er AppleBoy10 verrät: »Cholesterin ist lebenswichtig für uns.«

Ist Cholesterin gefährlich? Warum scheint dann alle Welt irgendwie *gegen* Cholesterin zu sein? Man kann ja keine zwei Meter durchs deutsche Gesundheitssystem spazieren, ohne davor gewarnt zu werden. Ein User namens Vanvan eröffnet auf 50plus-treff.de denn auch folgerichtig einen Thread mit der besorgten Überschrift: »Erhöhte Cholesterinwerte – was tun?« Und Nutzerin Sabine berichtet auf chefkoch.de nervös vom letzten Arztbesuch: Da sei »alles in Ordnung bis auf den Cholesterin« gewesen. Und was macht das Internet? Es spaltet sich wie einst Mose das Rote Meer. Die eine Hälfte springt sofort mit Tipps und Tricks zur Seite, was jetzt zu tun, zu lassen, zu kochen, zu essen sei. Die andere stellt das Ganze umgehend und maximal infrage: Hohes Cholesterin? Alles Lüge! Wach mal auf!

Wir für unseren Teil, liebe Leser, lassen die Kochrezeptehälfte erst mal links liegen und beschäftigen uns mit den Cholesterinrebellen, also der zornigen Hälfte des Internets. Die haben zig Argumente. Fürs Erste nehmen wir uns aber nur die drei mit der schönsten Logik vor. Die bestechendsten unter den bestechenden.

Argument Nummer eins: Cholesterin *kann* gar nicht schlecht sein, denn es ist ja gut. Meine Antwort: Dass es gut ist, keine

Frage – siehe oben. Aber trotzdem: Was für ein komisches Argument! Blutdruck ist auch gut. Blutzucker ist auch gut. Katzen, Freunde, Lover – das sind alles echt gute Dinge. Und trotzdem gibt es manchmal eben auch ein Zuviel des Guten! Warum soll es ausgerechnet beim Cholesterin anders sein? Was ist so absurd an dem Gedanken, dass etwas prinzipiell Gutes bisweilen eben auch schadet? Come on, Internet!

Argument Nummer zwei: Cholesterin *kann* gar nicht schlecht sein, weil es der Körper ja selbst herstellt. Zunächst einmal: Chapeau! Chapeau, dass sich hier überhaupt mit Fakten aufgehalten wird. Denn ja, richtig: Der Körper baut sich das meiste seines Cholesterins selbst. Und zwar in der Leber. Von dort verschickt er es dann freudig in alle Richtungen wie der Frankfurter Flughafen die Luftfracht Europas. Aber auch hier gilt: Obwohl das eine richtig ist (Körper synthetisiert Cholesterin selbst!), muss das andere (zu viel Cholesterin ist schlecht!) ja nicht automatisch falsch sein. Wir müssen gar nicht lange suchen, um offensichtliche Gegenbeispiele zu finden. Sogar der menschliche Körper selbst ist voll davon: Kortison etwa oder Vitamin D oder Adrenalin – alles tolle Stoffe. So toll sogar, dass sie sich der Körper selbst mit sehr viel Hingabe bastelt. Und trotzdem sind sie nicht ohne Wenn und Aber gut. Zu viel Kortison knipst zum Beispiel Ihr Immunsystem aus. Zu viel Vitamin D ist toxisch. Zu viel Adrenalin tödlich. Also: Auch Selbstgemachtes kann selbstverständlich schaden.

Argument Nummer drei: Cholesterin *kann* gar nicht schlecht sein, weil man sich ja nicht schlecht *fühlt*. Es ist das gute alte Lass-dir-nicht-einreden-dass-du-krank-bist-Argument. Dass das trügerisch sein kann, wissen Sie inzwischen längst selbst. Wir haben es beim Bluthochdruck beobachtet. Und bei Diabetes. Und bei Darmkrebs. Und, und, und. Das ist ja gerade der Punkt der Früherkennung! Manchmal gibt es eben schon Handlungsbedarf, *bevor* man sich schlecht fühlt. Eine Ehe rettet man ja auch nicht erst vorm Scheidungsrichter.

Aber dieses letzte, das dritte Argument, es ist zumindest nicht völlig aus der Luft gegriffen. Es hat sogar einen wahren Kern. Denn hohes Cholesterin tut tatsächlich nicht weh. Und es ist auch keine Krankheit. – (Plötzliche Stille.) – Was? – Ja, Sie haben richtig gehört: Hohes Cholesterin ist *keine* Krankheit. – (Stille.) – Noch mal, aber anders betont: Hohes Cholesterin ist keine *Krankheit*! Ich hoffe also, liebe dunkle Hälfte des Internets, liebe Cholesterinrebellen, Sie lesen noch mit. Denn ich gebe Ihnen in diesem Punkt hiermit und hochoffiziell und vollumfänglich recht. (Noch ein Tusch!)

Die andere Hälfte des Internets fragt sich nun: Wenn hohes Cholesterin aber keine Krankheit ist, warum gibt's dann hier ein Kapitel darüber? Warum eine Vorsorge? Warum der ganze Aufriss in den Foren? Der Grund ist folgender: »Erhöhtes Cholesterin korreliert mit einem erhöhten Risiko für Herz-Kreislauf-Erkrankungen.« Diesen Satz habe ich so leider in keinem einzigen Forum gefunden. Daher markieren Sie ihn sich bitte, ja? Fett, leuchtend, neongelb. Einfach, weil er sonst inmitten all des herumschwirrenden Irrglaubens untergeht. Das würde ich nicht verkraften. Denn es ist wirklich der zentrale Satz der kompletten Debatte. Es ist ein Satz, auf den sich eigentlich alle einigen können müssten – wenn sie denn Lust hätten, sich zu einigen. Ich pflücke Ihnen den Satz gleich Stück für Stück auseinander. Dann verstehen Sie, was ich meine. Dieser Satz, dieses Statement ist im Prinzip das Einzige, was Sie sich zum Thema Cholesterin merken müssen. Und in fünf Minuten wissen Sie auch, warum.

Was Cholesterin ist, haben wir schon besprochen. Bei der linken Hälfte des Statements wissen Sie also schon bestens Bescheid. Und bei der rechten vielleicht auch: Denn was Herz-Kreislauf-Erkrankungen sind, davon haben Sie bestimmt schon eine grobe Ahnung. Berühmt und berüchtigt sind vor allem Schlaganfall und Herzinfarkt. Aber auch die beiden Kapitel zum Bauchaortenaneurysma und zu Bluthochdruck können Sie in diese Schublade packen. Außerdem praktisch alle Krankheiten, die das Wort »Herz« im Namen tragen: Herzrhythmusstörungen, Herzklappenschäden, Herzschwäche, Herzversagen. Und alles, was wir schon zum Thema Arteriosklerose besprochen haben, gehört auch hierher. Sie sehen: Die Herz-Kreislauf-Kiste ist eine ziemlich große Kiste. Für den Rest des Kapitels fokussieren wir uns aber auf die beiden Chartbreaker Schlaganfall und Herzinfarkt. Sie sind für die Betroffenen besonders dramatisch, und sie sind besonders häufig, und sie sind besonders gut erforscht. Vor allem, was ihre Entstehung und ihre Prävention betrifft. Und auch der Link zum Cholesterin ist hier besonders gut untersucht.

Kommen wir also noch zum sperrigen Wort in der Mitte des Statements: Erhöhtes Cholesterin *korreliert* mit einem erhöhten Risiko für Herz-Kreislauf-Erkrankungen. Man könnte auch sagen: Das eine geht mit dem anderen einher. Oder: Wenn das eine hoch ist, ist tendenziell auch das andere hoch. Und hier müssen Sie kurz Ihre Ohren spitzen, Ihre Stirn in Grübelfalten legen und maximal mitdenken. Bereit? Achtung – hier kommt's: Dass das eine hoch ist, wenn das andere hoch ist, heißt *nicht*, dass das eine hoch ist, *weil* das andere hoch ist. Es muss kein Kausalzusammenhang bestehen, schon gar kein direkter. Es ist erst mal nur eine Korrelation. Vor allem muss es nicht heißen, dass, wenn man das eine senkt, automatisch auch das andere runtergeht.

Ein Beispiel: Höhere Verkaufszahlen von Sonnencreme korrelieren mit häufigerem Auftreten von Sonnenbrand. Die Leute kriegen aber nicht Sonnenbrand, *weil* sie Sonnencreme benutzen. Das Gegenteil ist der Fall. Denn tatsächlich ist es natürlich so: Je mehr Sommer und Strand, desto mehr Sonnencreme; und je mehr Sommer und Strand, desto mehr auch Sonnen*brand*. Es ist also nicht *zufällig* so, dass Sonnencreme und Sonnenbrand korrelieren. Der Anstieg hat einen gemeinsamen Grund, nämlich Sommer und Strand. Und es schützt nicht vor Sonnenbrand, sich *keine* Sonnencreme zu kaufen.

Noch ein Beispiel: Im Jahr 2020 gab es in Deutschland 98 Pay-TV-Sender. Diese Zahl hatte sich in den 15 Jahren zuvor mehr als verdoppelt. Und wissen Sie, was sich im gleichen Zeitraum auch mehr als verdoppelt hat? Richtig! Der Umsatz mit Bio-Lebensmitteln. Das kann kein Zufall sein! Wenn Sie also nicht noch mehr Pay-TV-Sender in der deutschen Fernsehlandschaft wollen, dann stellen Sie bitte gefälligst Ihre Einkäufe im Biomarkt ein.

Ein letztes Beispiel – es ist das wohl berühmteste: Wussten Sie, dass je mehr Störche es in einer Region gibt, desto mehr Babys in dieser Region zur Welt kommen? Kein Witz! Wenn man sich die Karte Europas anschaut, korreliert die Storchenpopulation wirklich supergut mit der Geburtenrate. Keine Frage also: Der Storch bringt die Kinder. Sie dürfen an dieser Stelle jetzt gerne mit Ihrem Sitznachbarn philosophieren, ob das nun bloßer Zufall ist oder ob es vielleicht auch hier einen gemeinsamen Faktor gibt, der hinter *beiden* Zahlen steckt, Storchenpopulation und Geburtenrate. Wir, für unseren Teil, müssen jetzt aber weitermachen.

Warum ist diese Sache mit der Korrelation denn so wichtig? Gähn! Gähn! Gähn! – Ganz einfach: Dass erhöhtes Cholesterin mit erhöhtem Herz-Kreislauf-Risiko korreliert, ist eine Tatsache. Und diese Tatsache liegt schon fast so lange auf dem Tisch wie Dornröschen im Tiefschlaf. Die Frage ist nur, was man mit der Tatsache anfängt. Was *folgt* daraus? Viele Wissenschaftler – und Pharmafirmen – haben sich erst mal pragmatisch gesagt: Na, dann senken wir doch einfach den Cholesterinspiegel, dann wird das Herz-Kreislauf-Risiko bestimmt auch runtergehen. Manege frei für die Medikamentenforschung! Und für die Ernährungsberater. Und für praktisch jeden, der irgendwie entdeckt, dass irgendwo Cholesterin drinsteckt – oder eben nicht.

Mit der Zeit wurde dann aber klar, dass es zwar viele, viele Dinge gibt, die selbst reich oder arm an Cholesterin sind. Aber gar nicht so viele, viele, die am Cholesterinspiegel im menschlichen Körper was ändern würden. Dito für allerlei Medikamente. Und erst recht fand sich unter all diesen Dingen praktisch nichts, was das Herz-Kreislauf-Risiko verändert hätte. Und noch etwas wurde klar: Ursprünglich dachte die

Wissenschaft, dass sich überschüssiges Cholesterin direkt an den Wänden der Blutgefäße ablagert – so wie Kalk in Wasserrohren –, und dass das dann die Arteriosklerose ist. (Die haben Sie ja schon ausgiebig kennengelernt.) Das wäre nichts weniger als das verflixte fehlende Bindeglied gewesen, der Missing Link zwischen Cholesterin links und Herz-Kreislauf-Risiko rechts. Ein paar Forschungsprojekte später stellte sich aber heraus: So einfach ist's dann doch nicht. Also musste die Wissenschaft ihre eigene Hypothese wieder einkassieren. So wie echte Wissenschaft das eben immer wieder tut: Sie lernt dazu.

Spätestens jetzt trat aber eine Heerschar an Kritikern und Aufklärern auf den Plan und glaubte erkannt zu haben, dass es mit dem Cholesterin und dem Herz-Kreislauf-Risiko eher so ist wie mit den Störchen und den Babys oder dem Pay-TV und dem Bio-Food: Alles in allem ein großer Irrtum, wenn nicht sogar eine große Lüge. Jedenfalls kein direkter Zusammenhang. Ein Besucher namens JackPot schreibt auf chefkoch.de dementsprechend: »mit den Cholesterinwerten wird sehr viel Schindluder getrieben. Im Prinzip dient es ja nur dazu, die Pharmaindustrie reich zu machen.« Und Walter gibt auf runnersworld.de konsequent den entspannten Aussteiger: »Ich hab' mir wegen des Cholesterins noch nie großen Stress gemacht«.

Nun bin ich einerseits voll bei JackPot: Leuten, die besonders viel Geld mit etwas verdienen, darf man ruhig besonders gut auf die Finger schauen. Und ich bin auch voll bei Walter: Bloßes Stressmachen hat noch keinem weitergeholfen. Auch nicht dem Cholesterinspiegel. Trotzdem denke ich nicht, dass das mit dem Cholesterin und dem Herz-Kreislauf-Risiko Zufall ist. Oder eine Verschwörung. Nein, Cholesterin ist ein Indikator, eine Warnlampe. Und als solches funktioniert es großartig. Wenn die Cholesterinlampe blinkt, dann sollte man das nicht ignorieren. Natürlich ist die blinkende Lampe selbst nicht das Problem. Denken Sie zum Beispiel an die Tankanzeige in Ihrem Auto. Stellen Sie sich vor, sie blinkt wie wild: Das Problem ist nicht das Blinken; das Problem ist, dass der Tank leer ist. Und natürlich lösen Sie das Problem nicht dadurch, dass Sie die Anzeige kaputt schlagen. Oder der Tanknadel eine Verschwörung vorwerfen. Das Problem lösen Sie einfach, indem Sie tanken. Und dann bedanken Sie sich bei der Tankanzeige, dass Sie sie vor Schlimmerem bewahrt hat. *So* ist das.

Wie viel Cholesterin ist *zu* viel Cholesterin? Wenn ich Sie unterwegs nicht verloren habe, Gentlemen, dann wollen Sie jetzt bestimmt wissen, ob *Ihre* Tankanzeige blinkt. Wo liegt des Cholesterins rote Linie? Im Medizinstudium habe ich mal brav folgende Zahl auswendig gelernt: 200. Alles über 200 Milligramm pro Deziliter sei zu viel. Und so steht es auch auf jedem Laborblatt, das meine Patienten nach einer Blutabnahme auf Wunsch mit nach Hause bekommen. Ist er größer als 200, wird der Wert von der Software automatisch fett gedruckt und streng eingekastelt: Der kommt da nicht mehr weg! Wenn der Wert hingegen unter 200 bleibt, dann fällt er inmitten der Laborlitanei überhaupt nicht mehr auf. Botschaft: Alles gut hier, liebes Auge, du kannst weiterschweifen. In Wahrheit ist diese rote Linie aber – Verzeihung – Bullshit. Grober Bullshit. Warum? Die Userin Katie erzählt auf chefkoch.de folgenden Schwank: »Cholesterin ist wirklich Auslegungssache. Ich war vor 5 Jahren bei einem Komplettcheck und da sagte der Arzt auch zu mir, mein Cholesterin sei zu hoch (250). Ich habe dann auch angefangen, fettreduziert zu essen – und ich hatte kein Übergewicht. Als ich 2 Wochen später einem befreundeten Arzt davon erzählte, hat der nur gelächelt und gemeint, mein Cholesterinwert sei immer noch im grünen Bereich...« Was ist da passiert? Welcher Arzt hat recht? Ich kann Ihnen sagen, wer recht hat. Es ist Nutzer OpiPaschulke von gutefrage.net: »Ob ein Cholesterinwert zu hoch ist, hängt in erster Linie von der individuellen Risiko-Konstellation des Patienten ab. Deshalb kann man in der Regel nicht von normalen oder zu hohen Cholesterinspiegeln sprechen ohne das Gesamtrisiko für Herzinfarkt, Schlaganfall oder Durchblutungsstörungen mit einzubeziehen.« (Tusch! Tusch! Tusch!)

Hut ab vor OpiPaschulke: Ich hätte das nicht besser sagen können. Was wir schon wussten: Erhöhtes Cholesterin korreliert mit erhöhtem Herz-Kreislauf-Risiko. Was uns OpiPaschulke nun lehrt: Es gibt noch *andere* Dinge, die damit korrelieren. Cholesterin ist nur *ein* Faktor. Und ob man *Ihr* Cholesterin »zu hoch« nennen sollte? Das entscheidet sich nicht an Ihrem Cholesterin allein. Es entscheidet sich an all den Faktoren in Summe.

Wir spielen das mal konkret durch: Nehmen wir an, Sie haben ein Cholesterin von 200, liegen also genau auf der vermeintlichen roten Linie. Wie Sie inzwischen wissen, ist der Cholesterinwert nur die Warnlampe; er ist selbst keine Krankheit. Ist Ihre Warnlampe denn nun an oder aus? Die

Wahrheit ist: Das kann Ihnen erst mal keiner sagen, weil wir nämlich noch praktisch nichts über Sie wissen. Erzählen Sie uns also was über sich! Folgendes sagen Sie uns vielleicht: Sie sind 50 Jahre alt. Sie sind Nichtraucher. Ihr systolischer Blutdruck liegt in Ruhe bei plus/minus 140. Und zwar ohne Medikamente. Sie sind kein Diabetiker. Und weder Sie noch Ihre Eltern noch Ihre Geschwister hatten bisher mit Herzinfarkten oder dergleichen zu tun. Dann liegt Ihr Risiko, in den nächsten zehn Jahren einen Schlaganfall oder Herzinfarkt zu bekommen, bei sechs Prozent. Sechs Prozent. Heißt das, Ihre Warnlampe leuchtet? Das dürfen Sie jetzt für sich entscheiden. Es gibt kein Buch, in dem der liebe Gott aufgeschrieben hätte, ob sechs Prozent viel oder wenig Risiko sind. Es sind einfach sechs Prozent, Darling.

Und wo ist jetzt eigentlich die rote Cholesterinlinie hin? Nun, zur Erinnerung: Sie liegen mit Ihren hypothetischen 200 ja per Annahme genau *auf* der Linie. Ich wollte Ihnen nur zeigen, dass die Linie eigentlich ziemlich irrelevant ist. Relevant ist am Ende nur das Risiko. Wir machen noch mal ein schnelles Experiment: Stellen Sie sich einen anderen 50-jährigen Mann vor, einen mit exakt den gleichen Attributen (Blutdruck, Familie, etc.). Dessen Cholesterin heben wir jetzt auf 210 an. Sein Zehn-Jahres-Risiko liegt dann bei 6,5 Prozent. Und dann stellen wir uns noch einen dritten identischen Mann vor, aber mit einem Cholesterin von 190. Dessen Zehn-Jahres-Risiko liegt dann wiederum bei 5,4 Prozent. So: Jetzt stehen Sie also in der Risikomitte mit 6,0 Prozent, der 210er steht zu Ihrer Rechten mit 6,5 Prozent und der 190er zu Ihrer Linken mit 5,4 Prozent. *Das* ist die Wahrheit. Das ist das, worum es geht.

Das ist die Zahl, die uns interessiert. Das Risiko. Und nicht irgendeine 200er-Linie. Wenn wir das Risiko, also die Prozentzahl, verschweigen, ausradieren und nur die rote Linie stehen lassen, dann ist einer der drei Herren eindeutig gefährdet, einer eindeutig ungefährdet und einer – nämlich Sie – eindeutig zwischendrin (was auch immer das dann heißen mag). Sie sehen also: Die 200er-Grenze ist Quatsch. Sie versperrt den Blick aufs Wesentliche; nämlich darauf, dass alle drei Männer ein ziemlich ähnliches Herz-Kreislauf-Risiko haben.

Sicher ist Ihnen jetzt auch klar, warum es so viele Leute so wütend macht, dass man auf der Cholesterinskala überhaupt Grenzwerte einzieht. Und ich gebe Ihnen recht: Das richtet mehr Schaden an, als dass es hilft. Es ist bestenfalls ein Kommunikationsdesaster. Wenn man aber dann noch sagt, dass ab dem und dem Wert prinzipiell *Medikamente* genommen werden müssen, macht man aus dem Kommunikationsdesaster auch ein medizinisches Desaster. Und wenn man die Grenzwerte dann noch relativ grundlos weiter und weiter absenkt, dann platzt sogar mir der Kragen. Und ich neige nun wirklich nicht zum Kragenplatzen. Fakt ist, dass nach aktuell gültigen roten Linien mehr als die Hälfte aller erwachsenen Deutschen eine Fettstoffwechselstörung hat. Per definitionem. Zack!

Was würde OpiPaschulke tun? Vermutlich das Vernünftige. Und das ist *nicht* das Zack! Sondern: sich mit jedem Patienten zusammensetzen und dessen individuelles Herz-Kreislauf-Risiko ausrechnen. Dazu bräuchte er dann natürlich nicht nur den Cholesterinwert, sondern auch den kleinen Fragenkatalog zu den anderen Faktoren. Das klingt jetzt nach viel

Aufwand. Ja, stimmt: Ein bisschen komplexer, als von einem stumpfen Algorithmus Laborwerte fetten und einkasteln zu lassen, ist es schon. Aber nicht viel. Zumal die Rechnerei selbst natürlich ebenfalls eine Software übernehmen kann und der Arzt (bzw. OpiPaschulke) nur kurz die Fragen abklappern und einfüttern muss. Oder wir schlagen das Risiko einfach selbst in einem Tabellenwerk nach, das uns die Wissenschaft in jahrzehntelanger Pedanterie erarbeitet hat.

Hier noch ein letztes Szenario: Wir nehmen wieder Ihren Cholesterinwert, also 200. Aber jetzt lassen wir Sie zehn Jahre altern: Sie sind jetzt 60. Und Sie sind Raucher, Diabetiker und haben trotz Medikamenten einen Blutdruck von 160 zu irgendwas. Außerdem hatte Ihr Vater mit 50 einen Herzinfarkt. So: Was meinen Sie, was ist aus Ihrem Sechs-Prozent-Risiko geworden? Sie sollten sich besser setzen – denn Ihr Risiko liegt jetzt bei mindestens 50 Prozent. 50 Prozent! Sprich: Gäbe es Sie doppelt, mindestens einer von Ihnen würde in den nächsten zehn Jahren einen Herzinfarkt oder Schlaganfall haben. Statistisch gesehen. Im Golden Age von 60-irgendwas! Und das alles mit einem Cholesterin von 200. Sie sehen: So nichtssagend, lieber Leser, ist Ihr solitärer Cholesterinwert, wenn's drauf ankommt.

Wenn Sie das verinnerlicht haben, Gentlemen, wenn Sie diese Erkenntnis in Ihrem Herzen einmal so richtig haben kognitiv explodieren und wirken lassen, dann dürfen Sie meinetwegen direkt zum nächsten Kapitel weiterblättern: Die Botschaft ist angekommen. Im Rest des Kapitels stelle ich lediglich noch fünf kurze Punkte klar. Es sind Antworten auf typische Nachfragen. Aber das kann auch Ihr Hausarzt übernehmen, wenn

Sie das nächste Mal vor Ort sind. Oder OpiPaschulke, wenn Sie mal durch sein Forum tigern.

Wer sagt mir, wie hoch *mein* Cholesterin ist? Ihr Hausarzt. Und zwar, wenn Sie dort zur Gesundheitsuntersuchung (auch genannt: Check-up) antreten. Diese Vorsorge kennen Sie ja schon aus dem Blutdruckkapitel und dem Diabeteskapitel. Jetzt schließt sich der Kreis. Und jetzt verstehen Sie auch, warum man das alles im gleichen Termin macht. Es macht nämlich nicht nur organisatorisch Sinn, sondern eben auch medizinisch. Wie sollte man Sie sonst ordentlich zu Ihrem Cholesterin beraten, ohne Ihren Blutdruck und Ihren BMI zu wissen? Und Ihren Blutzucker kann man Ihnen auch nicht an der Nasenspitze ablesen. Also: One-Stop-Shop.

Wir rekapitulieren noch einmal die Formalien des Check-ups: Wenn Sie gesetzlich versichert sind und mindestens 35 Jahre alt, zahlt ihn Ihre Kasse alle drei Jahre. Wenn Sie unter 35 sind, auch – dann aber nur einmal vor dem Fünfunddreißigsten. Wenn Sie privatversichert sind, kann man eine Allgemeinuntersuchung in der Regel mindestens einmal pro Jahr durchführen lassen. Hier lohnt es sich aber, das kurz mit Ihrer Kasse zu besprechen, weil es sich von Tarif zu Tarif unterscheiden wird. Häufiger als einmal pro Jahr müssen Sie die Vorsorge übrigens auf keinen Fall machen: So schnell verändert sich Ihr Risikopäckchen nicht.

Übrigens: Blutwerte schwanken. Für den Check-up will man aber möglichst verlässliche Werte, die »echten« sozusagen. Daher ist es wichtig, dass Sie ab zwölf Stunden vor der Blutabnahme nichts mehr essen und nichts mehr (außer Wasser) trinken. Die Cholesterinwerte sind zwar nicht annähernd so sensibel wie Ihr Nüchternblutzucker, aber doch empfänglich.

Was ist mit »gutem« und »schlechtem« Cholesterin gemeint? Wenn Sie Ihr Nudelwasser aufkochen, machen Sie dann auch immer einen Schuss Olivenöl rein? Die Öltropfen drehen dann im Wasser ihre Runden – ohne sich aufzulösen. So ähnlich würde es auch dem Cholesterin im Blutstrom gehen. Daher wird es in der Leber in kleine Fett- und Proteinpakete eingeschnürt, bevor die Reise losgeht. Einfach, damit es besser mitschwimmen kann. Diese Pakete heißen Lipoproteine. Und abhängig von ihrer Dichte nennt man sie die Low- oder High-Density-Lipoproteine. Kurz: LDL und HDL. Diese Abkürzungen werden Sie auch auf Ihrem Laborzettel finden.

Weil nun das LDL das Cholesterin im Körper verteilt und man festgestellt hat, dass es – wie das Gesamtcholesterin selbst auch – mit einem erhöhten Herz-Kreislauf-Risiko einhergeht, nennt man es auch das »böse« oder »schlechte« Cholesterin. Auch hierfür gibt es amtliche Grenzwerte. Sie liegen – je nachdem, wen man fragt – bei 130, 120 oder sogar 116 mg/dl. Aber ich sag's Ihnen ehrlich: Der Streit darum ist ähnlich hirnlos wie die pseudo-exakte rote 200er-Linie beim Gesamtcholesterin. Halten Sie sich damit nicht auf. Schauen Sie direkt auf Ihr Gesamtrisiko. Wie besprochen. Ist klar.

Das HDL holt das Cholesterin hingegen aus der Peripherie zur Leber zurück. Hohes HDL korreliert mit – Vorsicht – *niedrigem* Herz-Kreislauf-Risiko. Also: Je mehr davon, desto besser. Daher nennt man es auch das »gute« Cholesterin. Konsequenterweise gibt es dafür auch keinen »Höchstens«-Balken, sondern eine »Mindestens«-Hürde. Sie liegt bei 40 mg/dl für

Sie, meine Herren, und bei 50 mg/dl für Frauen. Aber auch hier: Fixieren Sie sich nicht auf die einzelnen Zahlen. Blicken Sie besser aufs Panorama, das kardiovaskuläre große Ganze. Und, klar, für beides (LDL und HDL) gilt wie fürs Cholesterin an sich: Sie haben eine physiologische, also gewollte Funktion in Ihrem Körper. Sie sind nicht Teufel, sondern Helfer.

Was muss ich essen, damit mein Cholesterin runtergeht?
Diese Frage hat auch Chefkoch.de-Sabine an ihre Community gestellt: »Was kann ich eventl. an Lebensmittel umstellen. Welche Margarine, Butter oder Öle sollte man benutzen. Wo kann man noch drauf achten. Über ganz viele Infos würde ich mich freuen.« Und dann wird sie so was von überschwemmt mit Rat und Hilfe, dass man sofort wieder an das Gute im Menschen (und im Internet) glauben möchte. Schorsch12 schreibt zum Beispiel: »Viel Olivenöl, kann ich da nur empfehlen........« Nessie1 ist zwar in Eile, nimmt sich aber doch rasch die Zeit: »Hi – Nur ganz kurz. – Mein Göga hatte vor Jahren auch das gleiche Problem. Seit er seinen Kaffeekonsum eingeschränkt hat, ist alles ok«. Marc bleibt hingegen geheimnisvoll: »Ballaststoffe können über einen ziemlich interessanten Umweg den Cholesterinspiegel senken – bei Interesse beschreibe ich den Mechanismus.« Lina ist da direkter: »Ich empfehle Dir Sojaprodukte, diese sind cholesterinfrei und lecker«. Karl sagt: »Hy – ich kann dir ein regime mit shitake-pilzen empfehlen«. Und Conny berichtet: »habe mir eben den Tee bestellt (Pu-Erh-Tee) – bin gespannt.«
Nur Nutzer JackPot verdirbt wieder die Stimmung: »Es ist ein Irrtum, zu meinen, den Cholesterinwert durch Ernährung nach unten beeinflussen zu können. Cholesterin wird

vom Körper produziert, und wenn von außen nicht zugeführt wird, wird es eben im Körper produziert.« Dass JackPot nicht ganz unrecht hat, wissen wir schon: Ja, Cholesterin produziert der Körper auch selbst. Und es gibt noch mehr schlechte Nachrichten: Für die meisten Cholesterintipps gibt es keinen Beleg. In Zahlen: null. Teilweise deshalb, weil es einfach noch keiner untersucht hat. Hier darf man also noch hoffen (und essen). Teilweise, weil die Untersuchungen so kurz und klein und wacklig sind, dass der Effekt genauso gut Zufall sein könnte. Und teilweise, weil man beim Untersuchen festgestellt hat, dass das Cholesterin einfach nicht sinkt. In mindestens eine dieser Kisten gehören zum Beispiel Artischocken, Knoblauch, Nüsse, Soja und Fischöl.

Es gibt aber auch eine gute Nachricht. Vielleicht haben Sie sie längst selbst ins Forum gepostet: Frag nicht nach dem Cholesterin, Sabine, frag nach dem Herz-Kreislauf-Risiko! Denn was nützt es, wenn durch deine Ernährungsumstellung zwar das Cholesterin runtergeht, aber nicht das Herz-Kreislauf-Risiko? Vielleicht haben Sie ihr die Analogie mit den Störchen erklärt: Klar, da gibt es einen Zusammenhang. Aber wer wirklich mehr Babys will, sollte nicht damit anfangen, Storchennester aufzustellen. Anders gesagt: Manche Lebensmittel lassen zwar die Tanknadel hochgehen, füllen aber den Tank nicht. Verrückt! Aber so ist es.

Jetzt noch die eigentliche Nachricht, die gute, für Sabine: Wer sein Herz-Kreislauf-Risiko mittels Ernährung senken will, der *kann* was tun. Nämlich: weniger gesättigte Fettsäuren essen. Punkt. – Was *sind* gesättigte Fettsäuren? Großes Thema. Zu groß. Ich gebe Ihnen für den Start einfach diese Liste, den

Rest finden Sie schon selbst raus: Butter, Sahne, Schmalzbrot, Schweinemettigel, Käseteller, Wurstplatte. Nach aktuellem Stand der Wissenschaft sieht es übrigens sogar so aus, als müssten Sie gar nicht insgesamt fettreduziert essen. Es reicht vermutlich, wenn Sie statt der gesättigten mehr *un*gesättigte Fettsäuren futtern. Zum Beispiel Fettfisch, Kerne, Samen, Sonnenblumen- und Olivenöl. Auch die meisten Fails unter den Cholesterinkillern – siehe oben – sind nicht *un*gesund. Man sollte einfach nicht für 500 Euro Zauberkapseln kaufen und dann wöchentlich Blut abnehmen lassen in der Hoffnung, dem Cholesterin beim Sinken zuschauen zu können. Das ergibt einfach keinen Sinn. Jetzt sind wir natürlich schon tief in die Primärprävention hineingewatet. Aber Sie (bzw. Sabine) hatten ja danach gefragt.
Nur eins noch: Manchmal wird diese Art von Ernährung als sogenannte mediterrane Ernährung beschrieben. Nun weiß ich nicht, wie das bei Ihnen ist. Aber ich ernähre mich im Mittelmeerurlaub immer so wie zu Hause – nur schlechter: mehr Wein, mehr Weißmehl, mehr Eis, mehr Käse. Herrlich! Aber das, Signori, ist mit mediterraner Ernährung *nicht* gemeint. Sondern: Fettfisch, Kerne, Samen, Sonnenblumen- und Olivenöl. Siehe oben. Und viel Obst. Viel Gemüse. Viel Vollkorn. Falls Sie *das* mit Mittelmeer assoziieren: okay. Aber rechtfertigen Sie bitte nicht Ihre Vierkäsepizza (mit noch mal extra Käse im Rand) damit, dass es doch mediterrane Kost sei.

Welche Rolle spielen die Gene? Die Rolle von Gandalf. – Nein, im Ernst: Egal welche Episode, Gandalf ist immer irgendwie dabei. So auch Ihre Gene. So auch beim Cholesterin. Dass bei *Ihnen* eine starke genetische Komponente hin-

term hohen Cholesterin steckt, merken Sie entweder daran, dass Sie schon früh und trotz guter Führung überraschend hohes Cholesterin haben. Oder einfach daran, dass Ihre Eltern und Geschwister auch damit kämpfen. Falls das so ist, sollten Sie mit jemandem, der sich auskennt – zum Bespiel einem guten Hausarzt, einem guten Kardiologen oder sogar einem Lipidspezialisten – einen Plan aufstellen, was zu tun ist. So oder so gilt aber: Es ist einfach ein weiteres Alarmlämpchen. Sie müssen daran nicht verzweifeln. Sie haben nur einfach einen Grund mehr als andere, gut auf sich aufzupassen.
Tabletten schlucken gegen Cholesterin: ja oder nein? Ganz klar: jein. Die Geschichte der cholesterinsenkenden Medikamente ist genauso ein Dickicht, ein Morast, wie die Geschichte der cholesterinsenkenden Nahrungsmittel. Auch hier gibt es grandiose Fails! Auch hier gibt (bzw. gab) es Pillen, die zwar fantastisch das Cholesterin nach unten drücken, aber am Herz-Kreislauf-Risiko rein gar nichts ändern. In Zahlen: null. Aber ich wiederhole mich. Auch hier sollten Sie sich jedenfalls erst einmal gut beraten lassen. Und zwar, wenn *alle* Fakten auf dem Tisch liegen. Und nicht nur, weil irgendwer irgendwie irgendwann mal ein Cholesterin über 200 gemessen hat.

Alle Fakten, das wären dann übrigens Ihre Cholesterinwerte, Ihr Blutdruck (richtig gemessen) und Ihr Nüchternblutzucker. Aber auch Ihr Alter, Ihr BMI und die Tatsache, dass Sie ein Mann sind. Außerdem Ihre Familiengeschichte in Sachen Schlaganfall und Herzinfarkt. Und Ihre Marlboro Lights. Sie sehen: Der Check-up, wenn er gut gemacht ist, ist *der* Termin dafür. Es ist ein Karten-auf-den-Tisch-Termin. Und Sie helfen Ihrem Arzt, wenn Sie sich die Karten vorher einmal selbst legen. Und beim Arzt keine unterm Tisch lassen. Was er nicht weiß, macht ihn nicht heiß, den Arzt, richtig. Aber *Ihnen* machen die Karten trotzdem die Blutgefäße kaputt. Es ist *Ihr* Herzinfarkt.

Wenn nun alle Karten auf dem Tisch liegen, dann rät Ihnen Ihre Ärztin oder Ihr Arzt vielleicht zu einem Medikament, einem Cholesterinsenker. Das wird mit ziemlicher Sicherheit ein Statin sein. Zu diesen Medikamenten könnte man ganze Bücher schreiben. (Und das hat man auch getan.) Nehmen Sie für den Moment nur folgende drei Punkte mit: Erstens, Statine wirken. Sie senken nicht nur Ihr Cholesterin, sondern auch Ihr Herz-Kreislauf-Risiko. Sie verhindern Herzinfarkte, sie verhindern Schlaganfälle, sie verlängern Leben. Nicht alle Leben, aber viele. Punkt. Zweitens, ja, Pharmafirmen verdienen damit Unsummen an Geld. So, wie auch Ihr Autobauer mit Autos Unsummen Geld verdient – und es hoffentlich trotzdem ein gutes Auto ist. Drittens, Statine haben Nebenwirkungen. *Jedes* Medikament hat Nebenwirkungen. Die von Statinen sind nicht gerade die kleinsten. Lassen Sie sich die vorher erklären, behalten Sie sie im Blick – und vor allem: Nehmen Sie die Medikamente nur, wenn Sie guten Grund dazu haben. Und dieser Grund kann nicht allein Ihr Cholesterin sein, sondern (Ich *hoffe*, es kommt Ihnen inzwischen zu den Ohren raus!) Ihr *Gesamt*risiko für Herz-Kreislauf-Erkrankungen.

Zum Schluss noch mal die Zusammenfassung von Susi: Hohes Cholesterin ist keine Krankheit. Hohes Cholesterin ist ein Signal. Ein Signal, dass hinter Ihrer Herzblattwand vielleicht ein Schlaganfall, ein Herzinfarkt oder was anderes Kardiovaskuläres lauert. Hohes Cholesterin kann Ihnen egal sein. Das, was da vielleicht hinter der Wand lauert, nicht. Tragen Sie zusammen, was Sie schon über sich wissen in Sachen Risiko. Ihre Ärztin, Ihr Arzt – sie werden Sie dabei unterstützen. Und dann treffen Sie Ihre Entscheidungen. Danke, Susi.

8

AFTER-PARTY

Prostatakrebs

So, liebe Genossen, zum Schluss geht's noch mal um ein urmännliches Thema: die Prostata. Zur Vorbereitung habe ich stichprobenartig Passanten befragt, was sie sich von einem Kapitel zum Thema Prostata erwarten würden. Passant1 meint: »Mehr Bilder.« Passant2 sagt: »Dass das Buch endlich fertig wird und der Autor sich wieder an der Aufrechterhaltung von Haushalt und Familie beteiligt.« Und Passant3 – bietet mir wortlos eine vorgekaute Brezel an. Nun gut. Vielleicht hätte ich die Umfrage außerhalb unseres Wohnzimmers durchführen sollen.

Glücklicherweise ist das Thema Prostatakrebs aber sehr geradlinig. Es wird nicht lange dauern. Und Sie, lieber Leser, sind längst ein versierter Früherkenner. Vielleicht würde uns sogar eine einzige gemeinsame Fahrt im Aufzug reichen. Ihnen, dem Thema und mir. So von der Zeit her. Wenn es ein langsamer Aufzug wäre. Und ein hohes Haus. Ach, was soll's: Hereinspaziert! [Fahrstuhl geht auf.]

Erdgeschoss: Wo und was ist die Prostata? Wissen Sie, wo Ihre Blase in etwa sitzt? Gut. Denn die Prostata wohnt direkt darunter, eine Etage tiefer. Sie ist zwischen Blasenboden und Beckenboden zwischengestapelt. Sie ist so groß wie eine Kastanie und geformt wie ein sehr, sehr kleiner Apfel. Sie fühlt sich halbfest, elastisch, irgendwie knautschig an. Jeder Mann hat genau ein Exemplar davon. Wenn man trotzdem von *mehreren* Exemplaren sprechen will, heißt es korrekterweise: die Prostatae. Sprich: Prostatäh! Falsch ist: die Prostatas. Aber an einem falschen Plural ist noch keiner gestorben. An Prostatakrebs schon. Aber dazu gleich mehr.

Manchmal wird die Prostata auch als Vorsteherdrüse bezeichnet. Das hilft aber überhaupt nicht weiter. Denn sie steht nirgends vor oder raus oder über. Im Gegenteil: Anatomisch gesehen *versteckt* sie sich sogar eher, nämlich unter der deutlich größeren Blase. Sie hat auch nichts mit Vorstand zu tun. Sie ist kein Chef. Sie ist eher eine Art Milchlieferant. Sie besteht aus vielen, vielen schlauchartigen Drüsengängen, in denen ein spezielles Sekret produziert wird, eine Enzym-Milch. Wenn nun die Spermien auf ihrem Weg Richtung Freiheit (bzw. Eizelle) durch die Prostata hindurchfegen, schießt ihnen die Prostata dieses Sekret zu. Es sorgt dafür, dass mehr Bewegung ins Sperma kommt und das Ganze besser flutscht. Auch pH-mäßig optimiert es einiges. In der Enzym-Milch findet sich übrigens auch das berühmte PSA. Falls Sie noch nie davon gehört haben: Es wird noch wichtig. [Donnergrollen. Oder rumpelt nur der Fahrstuhl?]

Aber warum dann eigentlich der komische Name »Vorsteherdrüse«? Das hat anatomische Gründe. Stellen Sie sich vor, Sie stehen auf einer Eichel. Einer Peniseichel. Von dort treten Sie mutig in die Harnröhre ein und wandern los. Sie wandern, wandern, wandern. Sozusagen stromaufwärts ins Körperinnere. Bald sehen Sie dann am Ende den Eingang zur Blase. Aber bevor Sie dort anklopfen können, müssen Sie noch durch die Prostata hindurch. Sie ist das Foyer. Sie steht der Blase vor. Und sie ist eine Drüse. Daher (Ta-taa!) der Name.

Die Prostata steht aber nicht nur wie ein Türsteher *da*, sie *verhält* sich auch so. Denn wie jeder gute Bouncer hat sie Muckis. Und mit denen kann sie bei Bedarf zu einem differenzierten Muskelspiel ansetzen. Allerdings kontrollieren die Prostatamuskeln nicht den Eintritt, wie sonst bei Türstehern üblich, sondern – Achtung! – den Austritt. Und das geht so: Wenn die Blase den Urin über die Harnröhre entlassen will, ins Pissoir zum Beispiel, dann blocken die Prostatamuskeln so lange den Samenleiter. Der *mündet* ja eigentlich in die Harnröhre. Und die Mündung liegt *in* der Prostata. Die Prostata stellt also die Weiche auf Grün für den Urin. Und auf Rot für den Samenerguss. Ganz anders, wenn sich ein Orgasmus anbahnt: Dann gibt die Prostatamuskulatur den Samenleiter frei und hilft stattdessen, den Blasenausgang zuzuhalten. Jetzt ist also für das Sperma die Weiche auf Grün. Und für den Harn auf Rot. Mit anderen Worten: Die Muckis der Prostata machen bei Bedarf den einen Arm der Y-Kreuzung zu und lassen den anderen offen. Ihre Prostata hilft also mit, dass Sie keine Spermien pinkeln und keinen Urin ejakulieren. Klingt wichtig. Und ist es auch.

Was mir aber eben auffällt: So kommen wir ja nie ans Ziel! Erstens viel zu viel anatomisches Blabla. Zweitens habe ich völlig vergessen, den blöden Knopf zu drücken im Fahrstuhl. – So, jetzt aber! [Bling! Fahrstuhlbrummen. Fahrstuhlmusik. Bling!]

1. Stock: Wie gefährlich ist Prostatakrebs? Auf einer Skala von Goldfisch bis Weißer Hai: Stachelrochen. Die Chance, die Begegnung mit dem Prostatakrebs zu überleben, ist hoch. Sie ist quasi eher der Normalfall. Todesfälle kommen aber vor. Und nicht zu knapp. Wir schauen auf die Fünf-Jahres-Überlebensrate: Sie liegt bei über 90 Prozent. Das heißt: Auch fünf Jahre nach Diagnosestellung leben noch mindestens neun von zehn Männern. So klingt Hoffnung.

Und noch eine zweite Statistik müssen Sie kennen: Vier von fünf Männern, die Prostatakrebs haben, sterben – wenn sie eines Tages sterben – gar nicht am Prostatakrebs, sondern an irgendetwas anderem. Dieses überraschende Phänomen ist wiederum zwei Fakten geschuldet. Erstens: Prostatakrebs wächst meistens langsam. Sehr langsam. Er gibt einem Zeit. Und manchmal wird er während dieser Zeit sogar von einer anderen Krankheit überholt. Zweitens: Prostatakrebs ist eine dieser typischen Erkrankungen, die mit dem Alter häufiger auftreten. In einem Zeitdiagramm wäre die Prostatakrebskurve einfach eine Rampe: je älter, desto Prostatakrebs. Malen Sie sich im Gegensatz dazu mal die Hodenkrebskurve auf: Sie ist eine flache Linie – mit einem großen, großen Berg in der Mitte. Der kleine Prinz würde sagen: Ganz klar, eine Schlange, die einen Elefanten verschluckt hat. Und der Elefant liegt zwischen 20 und 55 Jahren. Nicht so beim Prostatakrebs: Den bekommen viele Männer in einem Alter, in dem sie ohnehin mit diversen Raubtieren zu kämpfen haben – Herzschwäche, Nierenschwäche, Lungenschwäche, Altersschwäche. Und unter diesen Raubtieren ist der Prostatatiger oft noch der zahmste. Und vor allem der langsamste.

Nichtsdestotrotz: 12000 Männer sterben an Prostatakrebs allein in Deutschland. Jedes Jahr. Das sind dreimal mehr Todesfälle, als es von Hodenkrebs überhaupt Diagnosen gibt, geschweige denn Tote. Obwohl Prostatakrebs also ein vergleichsweise gemäßigter Krebs ist, steht er doch relativ oft auf den Grabsteinen. Das liegt einfach daran, dass er so, so häufig ist. Was meinen Sie, wie viele Männer im Laufe ihres Lebens irgendwann Prostatakrebs bekommen? – Come on: Geben Sie mir eine Zahl! – Sie werden es nicht glauben: 40 Prozent. – »Vierzig? Niemals!«, rufen Sie empört zurück. »Dann müsste ich ja zig Männer mit Prostatakrebs kennen! Aber da gibt's nur einen oder zwei!« Das mag sein. Vermutlich sind Sie einfach noch nicht alt genug. Vermutlich kennen Sie, lieber Leser, aber auch viel, viel mehr Männer mit Prostatakrebs, als Sie denken. Sie wissen es nur nicht. Weder Sie noch die Männer selbst. Oft weiß es erst der Pathologe. Nach der Autopsie.

Auch hieran sieht man: Prostatakrebs wächst sehr oft sehr langsam. Und häufig wird er erst in einem Alter lebensbedrohlich, in dem das Leben ohnehin schon bedroht ist. Mein Medizinstudium habe ich an der Berliner Charité hinter mich gebracht. Alles über die Prostata hat uns damals ein knorriger, knurriger Urologe beigebracht. Er schloss seine Ausführungen mit dem Satz: »Irgendwann bekommt jeder Mann Prostatakrebs. Er muss nur alt genug werden.« [Bling!]

2. Stock: Woran merken Sie, dass Sie Prostatakrebs haben?

Wenn Sie nun eins und eins zusammenzählen, können Sie

sich schon denken, dass der typische Prostatakrebs *asymptomatisch* ist. Und tatsächlich: Solange der Krebs in der Prostata bleibt, in diesem kastaniengroßen Knautschball, macht er meistens keinen Mucks. Und das für viele, viele Jahre nicht. Daher auch die vielen, vielen Männer, die ihren Prostatakrebs einfach mit ins Grab nehmen.

Wenn Prostatakrebs aber doch aufmuckt – zum Beispiel, weil er anfängt zu wachsen –, dann sind die ersten Symptome oft Urinprobleme. Das liegt einfach an der anatomischen Lage der Prostata: Wie Sie wissen, verläuft die Harnröhre *durch* die Prostata. Ziemlich genau entlang der Längsachse. Also da, wo bei einem Apfel Stiel, Kern und Kelch sitzen. Wenn es eng wird, kommt der Urin da einfach nicht mehr gut durch. Und woran *merkt* das der Mann, der am Pissoir steht? Er hat Startprobleme: Die Sache kommt nicht so recht ins Pullern. Und der Strahl ist dünner als gewohnt. Und manchmal ebbt er zwischendurch ganz ab. Und startet wieder. Und ebbt wieder ab. Und startet wieder. Mit anderen Worten: Er stottert! Auch der Abschluss gelingt nicht. Es tröpfelt nach. Und manche Männer haben beim Verlassen der Herrentoilette das nagende Gefühl, dass der Job gar nicht erledigt ist: Die Blase fühlt sich gar nicht leer an! Dafür steht man dann wenig später schon wieder da, am Pissoir. Und so weiter.

Bestimmt hätten nun einige Männer aufgehorcht, panisch! Sie wären im Pyjama zum Telefon gehastet und hätten einen Urologen aus dem Bett geklingelt. Und dann einen Notar. Bitte einmal Termin machen. Und einmal Testament. Ganz klar: Krebs. Alle Symptome liegen exakt so vor wie eben beschrieben!

Nicht jedoch Sie, liebe Leser. Sie wissen inzwischen, wie man einen kühlen Kopf bewahrt. Sie stellen die eine, die absolut entscheidende Gegenfrage: »Sind Probleme beim Wasserlassen denn *spezifisch* für Prostatakrebs, Doc?« Und ich sage Ihnen: »Nein, sind sie nicht! Nicht mal ansatzweise. Diese Symptome kommen nämlich auch bei allen möglichen anderen Unpässlichkeiten vor. Die meisten davon sind banal. Nervig, aber banal.« Und dann biete ich Ihnen meine Hand zum High Five an. Oder zur Ghettofaust. Nicht ohne Stolz, lieber Leser, nicht ohne Stolz.

Hier nun ein kleine Liste von Dingen, die ebenfalls Probleme beim Wasserlassen machen können: Blasenentzündungen, Prostataentzündungen, Steine, Verwachsungen, Diabetes, Medikamente, Herz, Darm, Nerven, Psyche. Und die häufigste und wichtigste Differentialdiagnose fehlt sogar noch: Es ist die sogenannte benigne Prostatahyperplasie. Kurz: BPH. Mit Betonung auf »benigne«, also gutartig. Sie ist die typische urologische Erkrankung des typischen reifen Mannes. Je reifer, desto typischer. Was passiert da? Ganz einfach: Die Prostata wird größer, praller, sie wächst, das Gewebe will sich ausdehnen, aber es bleibt – und das ist der entscheidende Unterschied zu Krebs –, wo es ist. Sprich: Es frisst sich eben *nicht* ins Nachbargewebe. Und es schickt eben *keine* wild gewordenen Zellen hinaus in den Körper. Nicht ins Blut, nicht in die Lymphe. Also *keine* Metastasen. Und damit diese wichtige Info auch wirklich jeden erreicht, trägt die Erkrankung ihr wichtigstes Merkmal direkt im Namen: *benigne* Prostatahyperplasie.

Wenn man sich das nun vorstellt, so eine vor sich hin erdickende Prostata, dann ist klar, dass die irgendwann auf die

Harnröhre drückt. Klar läuft's da nicht mehr so flüssig. Klar hat so ein Strahl Startschwierigkeiten. Klar bleibt dann mal was in der Blase zurück. Und weil die BPH eine Allerweltserkrankung ist, sind auch diese unspezifischen Urinprobleme Allerweltsprobleme. Krebs ist hier der exotische Kolibri. Na ja, zumindest der Kiebitz. Der Spatz dagegen, der Sperling, der Whatever – das ist einfach die gutartig vergrößerte Prostata. Und wenn Sie die Zahlen zum Prostatakrebs schon verblüffend fanden (also die 40 Prozent), was sagen Sie dann erst zu den Statistiken, die die BPH aufs Parkett legt? Männer über 60, die BPH haben: mindestens 70 Prozent. [Stille. Fahrstuhlbrummen.]
Erst wenn Prostatakrebs fortschreitet, verursacht er manchmal deutlichere Symptome. Bleiben wir kurz bei der Blase. Ganz selten kommt beim Prostatakrebs *gar* kein Urin mehr beim Pinkeln – obwohl es drückt und drückt und drückt. Dann ist die Harnröhre einfach komplett zugepresst, weil der Krebs so viel Platz einnimmt. Manchmal führt das zu einem sogenannten Harnverhalt: Der Urin staut sich in der Blase – und irgendwann bis in die Nieren hoch. Das kann zu dramatischen Szenen führen. Aber selbst das – Wichtig! – ist *kein* spezifisches Symptom für Prostatakrebs. Viel häufiger steckt auch dahinter einfach eine BPH. Oder sonst irgendwas. Gleiches gilt übrigens auch, falls Sie mal Blut in Ihrem Urin sehen. Oder in Ihrem Sperma. Beides heißt nicht automatisch, dass Sie Prostatakrebs haben. Aber natürlich sind das alles – verstehen Sie mich nicht falsch! – gute Gründe, mal zum Arzt zu gehen. Es sind eben nur keine guten Gründe, in Panik (oder Leichenstarre) zu verfallen.

Der typische Ort für Metastasen ist beim Prostatakrebs übrigens das Skelett, die Knochen. Dazu passt, dass bei jedem dritten Prostatakrebspatienten Knochenschmerzen sogar das *erste* Zeichen waren, an das er sich erinnert. Die Hälfte davon am Rücken. Aber auch hier gilt: Warnschild raus und wild wedeln, Rückenschmerzen sind unspezifisch! Rückenschmerzen sind Allerweltssymptome! Fast immer haben sie banale Gründe. Speziell, wenn man seine Rückenschmerzen schon kennt, weil sie seit Jahren immer wieder auftreten. Nach einem Arbeitstag an der Werkbank zum Beispiel. Oder am Tresen. Oder im steifen Bürosessel. Also auch hier erst mal: einatmen, ausatmen, runterkommen. [Fahrstuhlmusik. Fahrstuhlmusik. Fahrstuhlmusik. Fahrstuhlmusik. Bling!]

3. Stock: Woran erkennt der Arzt Prostatakrebs? Schritt eins: Vaseline. Denn die Suche nach Prostatakrebs beginnt an einem verblüffenden Ort: Ihrem Po. Sie erinnern sich an die digital-rektale Untersuchung, ja? Aus dem Darmkrebskapitel? Sie wissen noch, dass die *nicht* digital stattfindet, ja? Gut. Denn sie kommt hier wieder zum Einsatz. Und jetzt nicht kichern, Jungs. Und schon gar nicht fürchten! Denn die rektale Untersuchung ist – entgegen allen Mythen, entgegen allen Männerwitzen – eine unaufgeregte, schnelle, geschmeidige Geschichte. Sie legen sich einfach hin, drehen sich zur Seite, Antlitz zur Wand, Po zum Arzt, Hose runter, Po blank. Der Arzt zieht derweil einen Gummihandschuh an und fettet den Zeigefinger üppig ein. Wenn Sie bereit sind, ist er es auch. Er öffnet Ihre Pobacken ein wenig und raunt irgendwas Nettes, damit Sie wissen, dass es losgeht. Als Nächstes spüren Sie, wie der Vaseline-Finger in Ihren Po taucht, in Ihren

After. Nicht mehr, nicht weniger. Und noch bevor Sie überlegen können, ob sich das nun unangenehm oder komisch (oder weder noch) anfühlt, flutscht der Finger auch schon wieder raus – und die Geschichte ist vorbei. Over and out. Oder besser: out and over.

So weit zum technischen Ablauf. Aber warum macht man das überhaupt? Klar, im Darm nach Darmkrebs suchen, das leuchtet ein. Aber im Darm nach Prostatakrebs suchen? Nun, mit der Anatomie ist es wie mit *Desperate Housewives*: Meistens geht es um die Nachbarschaftsverhältnisse. Die Prostata, Ihre Knautschkastanie, ist der direkte Nachbar Ihres Enddarms. Sie liegt direkt davor. Sie sind sogar Wand-an-Wand-Nachbarn. Und der Enddarm, das ist (da wären Sie nie drauf gekommen, ich weiß!) das Ende des Darms. Es ist das letzte Stück Tunnel, bevor Ihr Stuhl Tageslicht erblickt. Es ist somit auch genau dasjenige Stück Tunnel, in das der Vaseline-Finger von außen abtauchen kann. Dort angekommen, tastet der Finger einfach sorgfältig die Vorderwand des Enddarms ab. Und damit gleichzeitig auch die Rückseite der Prostata. Crazy.

Die normale Prostata fühlt sich daumenballenfest an. So hab ich's damals vom Charité-Urologen gelernt. Und es stimmt noch immer. Hat die Prostata hingegen Krebs, wird sie derb, höckerig, hart. Auch eine Prostataentzündung kann man erkennen. Zwar nicht mit dem Finger, aber mit dem Ohr: »Aua!«, sagt der Patient. Denn wie die meisten entzündeten Dinge dieser Welt, tut auch die entzündete Prostata weh, wenn man auf ihr rumdrückt. Die Liste der ertastbaren Krankheiten ist noch länger, aber wir brechen hier ab. Sie

merken sich einfach erstens, dass es die digital-rektale Untersuchung gibt; zweitens, dass man vor ihr keine Scheu haben muss; und drittens, dass sie dabei helfen kann, herauszufinden, wie es der Prostata geht.
Will der Urologe die Diagnostik jetzt eskalieren, kann er statt des Fingers auch einen Ultraschallkopf in den Enddarm schieben. Der Ultraschallkopf ist in dem Fall nicht viel größer als der Finger selbst. Der Vorteil ist klar: Der Urologe muss sich nicht auf sein Tastgefühl verlassen, sondern *sieht* Ihre Prostata auf dem Bildschirm. Er wird zwar auch damit nicht all ihre Geheimnisse entdecken können. Insbesondere wird er nicht *sicher* sagen können, ob etwas gut- oder bösartig ist. Aber das Ultraschallbild ist ein Anfang. Ein Bild sagt mehr als tausend Finger.
Ihr Po ist also ein diagnostisches Fenster zu Ihrer Prostata. Es gibt noch ein zweites Fenster: Ihr Blut. Dort kann man nach einem bestimmten Enzym fischen, dem PSA, dem prostataspezifischen Antigen. Wir haben vorhin schon kurz davon gehört. Es ist inzwischen recht berühmt geworden. Und, wie viele Berühmtheiten, nicht zuletzt deshalb, weil es so kontrovers ist. Aber dazu gleich mehr. Zunächst sei die Frage erlaubt, was ein Enzym, das irgendwo im Blut herumschwimmt, bitte schön über die Prostata preisgeben kann. Die Antwort ist simpel: Das PSA *sollte* überhaupt nicht im Blut herumschwimmen. Es gehört in die Prostata. (Und bei Bedarf auch in den Sperma-Rush, wenn der Orgasmus zündet.) Aber im Blut hat PSA eigentlich nichts zu suchen. Zumindest nicht in größeren Mengen. Wenn es dennoch dort auftaucht, weiß man, dass mit der Prostata was nicht stimmt.

Übers PSA könnte man ewig reden. Zig Fahrstuhlfahrten lang. Aber ich sag Ihnen einfach das eine Entscheidende: Ja, PSA ist spezifisch für die Prostata (d. h. es kommt normalerweise an praktisch keinem anderen Ort im Körper nennenswert vor); aber nein, es ist *nicht* spezifisch für Prostata*krebs*. Auch andere Prostatageschichten können dazu führen, dass Ihr PSA ansteigt. Zum Beispiel jede Entzündung der Prostata. Und zwar egal, ob Bakterien im Spiel sind oder das Organ sich aus anderen Gründen entzündet hat. Dann gelangt durch den allgemeinen Aufruhr immer ein bisschen PSA raus aus der Prostata und rein ins Blut. Ähnlich kann das sogar sein, wenn sich nicht die Prostata, sondern die Blase, die ja direkt darüber liegt, entzündet. Und auch bei der Männervolkskrankheit BPH kann sich vermehrt PSA im Blut finden. Und das Verrückteste ist, auch wenn *gar* keine Krankheit vorliegt, kann das PSA hoch sein. Ironischerweise zum Beispiel nach einer digital-rektalen Untersuchung! Das Abtasten bringt das Organ ein wenig durcheinander, und schon kann es nicht mehr an sich halten. Daher, wenn Sie beim Arzt sind, immer: Blutabnahme first, Vaseline second. Auch nach dem Sex (egal ob alleine oder zu mehreren) steigt das PSA an. Ebenso nach ganz unschuldigem Fahrradfahren! Der Sattel drückt auf die Prostata. Das reicht, um sie so zu irritieren, dass PSA aus dem Gewebe ins Blut übertritt. Sie sehen: Hohes PSA heißt *nicht* automatisch Prostatakrebs. Und wie man all die anderen Fälle *nennt*, die hohes PSA haben, aber kein Krebs sind, das wissen Sie längst: falsch-positiv.

Hier aber eine kurze Zwischeninfo an alle Leser, die selbst Prostatakrebs haben und schon entsprechend therapiert wurden: Ich weiß, bei Ihnen bestimmt man *dauernd* das PSA. Seien Sie jetzt nicht verunsichert! Das hat schon seine Richtigkeit. Denn als Verlaufsmarker ist PSA ungeschlagen. Es ist supersensitiv, wenn es darum geht, Rezidive aufzuspüren. Das heißt: Es schlägt an wie ein Wachhund, sobald sich irgendwo wieder Krebs rührt. Und zwar auch dann, wenn der Krebs gar nicht in der Prostata sitzt. (Die haben Sie, liebe Prostatakrebspatienten, vielleicht ohnehin nicht mehr.) Wenn sich zum Beispiel in den Knochen nach Jahren irgendwo eine kleine Metastase rührt. Oder im Kopf. Oder sonst wo. Daher die dauernden Blutabnahmen. Daher immer der bange Blick aufs PSA. Die Alternative wäre zum Beispiel, Sie dauernd durchs CT zu schieben. Und dann ganz, ganz genau hinzugucken, um auch ganz, ganz kleine neue Krebsinseln nicht zu übersehen. Aber das wäre mehr Aufwand, weniger Ergebnis – und vor allem: richtig viel Strahlung. Die Strahlung würde vermutlich mehr Krebs erschaffen als entdecken. Also: PSA ist bei der Nachsorge unumstritten. Strittig ist es nur als Früherkennungswerkzeug. Und genau dazu kommen wir nachher, in der Chefetage.

Noch ein Wort zur Diagnostik: Die Gutartig/bösartig-Frage lässt sich auch beim Prostatakrebs nur anhand einer Gewebeprobe *definitiv* klären. Man muss also irgendwie an Prostatagewebe rankommen. Aber wie? Es ist nicht so leicht wie beim Hautkrebs, klar, andererseits aber auch nicht so aufwendig wie bei einer Darmspiegelung. Tatsächlich nutzt man auch hier die Nachbarschaft von Enddarm und Prostata. Und man überwacht die Lage live per Ultraschall. Vom Enddarm aus pikst man mit einer feinen Nadel in die Prostata. Die Nadel ist hohl und fängt in ihrem Inneren beim Piksen automatisch ein Stück Prostatagewebe ein. Dieses Stück nennt man – wegen seiner Form – einen Gewebszylinder, und das Verfahren eine Stanzbiopsie. Den Gewebszylinder übergibt man anschließend dem Pathologen. Und der sieht unterm Mikroskop dann die Antwort auf die Gutartig/bösartig-Frage.

Alles in allem läuft das mit der Gewebeprobe also so, wie wir es schon kennen. Das Besondere bei der Prostata ist aber, dass *eine* Probe oft nicht reicht. Sie ist ja nur eine Stichprobe. Und natürlich will man auch nicht gleich das ganze Organ evakuieren, à la Darmpolyp oder Leberfleck. Die Lösung? Man pikst *mehrmals* und an mehreren Orten und liefert dem Pathologen mehrere Stanzen, bis zu zwölf, eben aus allen Teilen der Prostata. So schafft man sich ein Panorama des ganzen Organs. Wenn sich in keiner Stanze was Auffälliges findet, kann man sich ziemlich sicher sein, dass die Prostata krebsfrei ist. Das klingt nun schmerzhafter und langwieriger, als es ist. Meistens reichen aber eine kleine örtliche Betäubung und ein paar Minuten Zeit. Es ist zwar, alles in allem, nicht gerade vergnügungssteuerpflichtig, aber es gibt Schlimmeres. [Fahrstuhlbrummen. Fahrstuhlruckeln. Bling!]

4. Stock: Was kann Ihr Arzt gegen Prostatakrebs tun? Gegenfrage: *Muss* er denn was tun? Denken Sie an alles zurück, was wir schon über Prostatakrebs wissen: dass er oft spät auftritt, dass er häufig langsam wächst, dass er oft nicht streut, dass ihn viele Männer einfach unbekannterweise mit ins Grab nehmen. Könnte es nicht sein, dass die beste Strategie da heißt: Abwarten und Tee trinken? Die Prostata und den Tumor einfach in Ruhe lassen? Wenn Ihnen dieses Konzept in der Krebstherapie noch nie begegnet ist, sind Sie jetzt sicherlich irritiert. Krebs, das heißt doch volle Pulle dagegenhalten, oder nicht? OP, Chemo, Bestrahlung – raushauen, was geht, um irgendwie doch noch eine Chance zu haben? Und ja, bei vielen anderen Arten von Krebs haben Sie völlig recht. Leider. Aber Krebs ist nicht gleich Krebs. Und Prostatakrebs nicht gleich Prostatakrebs. In vielen Fällen wählt man bei der Prostata tatsächlich die Abwarten-und-Tee-trinken-Strategie. Wobei man statt Tee natürlich die Lupe rausholt. Immer wieder. Um den Moment nicht zu verpassen, wenn's doch durch die Decke geht. Und die Mediziner nennen das Ganze dann auch nicht »Abwarten und Tee trinken«, sondern zum Beispiel »Watch & Wait« oder »Watchful Waiting« oder »Active Surveillance«. Oder, auf Deutsch, mein Favorit: Aggressives Zuwarten.

Das ist *natürlich* nicht für jeden Prostatakrebs die beste Strategie. Am Anfang, wenn die Diagnose feststeht, verschafft man sich daher zuallererst einen genauen Überblick: Wie weit hat sich der Krebs bereits ausgebreitet? Prostata? Lymphknoten? Metastasen? Wie aggressiv schaut er unterm Mikroskop aus? Wie hoch ist das PSA? Und auch: Wie alt ist der Patient? Und wie gesund? Je nach Konstellation kommen ganz verschiedene Waffen in Betracht: Bestrahlung von außen, Bestrahlung von innen, OP, Prostata raus, Lymphknoten raus, Hormontherapie, Chemotherapie, Schmerztherapie. Oder eben: die Waffen erst mal beiseitelassen. Abwarten. Tee trinken.

Sollten Sie je in dieser Situation sein: Man wird Ihnen einen Vorschlag machen. Oder zwei. Oder drei. Jede Option hat

ihre Vorteile, jede ihre Nachteile. Am Ende sind Sie der Boss. Lassen Sie sich Zeit. Versuchen Sie zu verstehen, was die Vor- und Nachteile sind. Wenn Sie es nicht verstehen, fragen Sie nach. Es ist Ihr gutes Recht. Und es ist unser Job, Ihnen Antworten zu geben.
Vielleicht sind Sie immer noch irritiert, dass man bei Krebs nicht gleich aufs Ganze geht. Womöglich kommt es Ihnen sonderbar vor, dass man sich seine Therapie aussucht – wie ein Eis beim Eisverkäufer. So aus dem Bauch heraus. Aber darum geht es nicht. Es geht nicht um Gusto, sondern um Zahlen. Und um die Frage, was jeder mit den Zahlen für sich persönlich anfängt. Zur Illustration mal zwei Extrembeispiele: Erinnern Sie sich noch an die Fünf-Jahres-Überlebensrate bei Prostatakrebs? Die lag bei über 90 Prozent, richtig. Nun stellen Sie sich mal vor, wir fragen nach zehn Jahren noch mal nach, wie viele der Patienten noch am Leben sind. Hier zeigt sich eine krasse Differenz: Wenn wir nur diejenigen Männer betrachten, deren Krebs bei der Diagnose noch streng innerhalb der Prostata war, kein Ausufern, keine Metastasen, dann ist die Überlebensrate immer noch sehr, sehr hoch – bei noch immer knapp über 90 Prozent sogar. Klar würde man hier zögern, die schweren therapeutischen Geschütze aufzufahren: Die Männer überleben ja auch so! Ganz anders bei den metastasierten Tumoren: Hier liegt die Zehn-Jahres-Überlebensrate bei nur noch 15 Prozent. Das heißt: Nur noch einer oder zwei von zehn Männern leben überhaupt noch. Das ist niederschmetternd. Daher ist die Frage nach den Metastasen auch die wichtigste, wenn man sich seine Strategie zurechtlegt. Aber auch die anderen Faktoren ändern die Prognose. Und so gibt es

zwischen den beiden Extremen viele Szenarien. Und jedes Szenarium hat seine Prognose und seine Optionen. Die jeweilige Prognose ist eine Tatsache; welche Option man wählt hingegen nicht. Das ist eine persönliche Entscheidung. Vielleicht gibt es auch unter den Männern, deren Krebs noch innerhalb der Prostata geblieben ist, einige, die trotzdem maximale Therapie wollen. Ihnen ist die allergrößtmögliche Sicherheit am allerwichtigsten – auch wenn sie dafür maximale Strapazen und maximale Nebenwirkungen in Kauf nehmen müssen. Ob das auch für Sie gilt, lieber Leser, können nur Sie entscheiden. Und ich wünsche Ihnen, dass Sie es ohnehin nie entscheiden müssen. [Fahrstuhl ruckelt. Fahrstuhl stoppt. Bling. Türe auf.]

Chefetage: Was gehört zur Prostatakrebsvorsorge? Wir haben nun eine ganze Fahrstuhlfahrt lang darüber philosophiert, was Prostatakrebs ist und was man macht, wenn man ihn hat. Zum Thema Vorsorge aber, zum gesunden Mann, da haben wir noch überhaupt nichts gesagt! Das war blanke Absicht, Gentlemen. Ich hab's mir für die Chefetage aufbewahrt. Ich wollte, dass Sie dann schon möglichst genau wissen, womit wir es zu tun haben. Also: Alle Mann aussteigen und Platz nehmen, bitte! Gerne direkt auf dem Chefsessel. (Vielleicht nicht alle auf einmal.) Hier kommt Ihr Briefing zur Prostatavorsorge:

- **Punkt eins:** Die Prostatakrebsvorsorge ist streng genommen keine Vorsorge, sondern eine Früherkennung. Wir hatten das schon: Man sorgt eigentlich erst mal nicht vor; man ändert nichts am Lauf der Dinge. Man ändert nur sein *Wissen* über die Dinge.

- **Punkt zwei:** Bei der Prostatakrebsvorsorge geht es eigentlich nicht nur um die Prostata. Es ist ein recht allgemeiner Männer-TÜV: Hoden, Nebenhoden, Penis, Leiste, Lymphknoten, Enddarm, Prostata. Neben ein paar Fragen, die Ihnen Ihr Arzt stellen wird, tastet er alles einfach einmal gründlich ab: Hoden, Nebenhoden etc. Mit Handschuh und Vaseline dann zum Schluss noch Enddarm und Prostata. Das Ganze dauert fünf Minuten. Das war's. Das ist die Vorsorge – Pardon: die Früherkennung.
- **Punkt drei:** Gesetzlich versicherte Männer haben ab dem 45. Geburtstag einmal im Jahr Anspruch auf diesen Männer-TÜV. Vorher nicht. Er wird von Ihrer Kasse bezahlt; für den Patienten ist er kostenfrei.
- **Punkt vier:** Statistisch gesehen ist es so: Wenn zehn Männer, die eigentlich Prostatakrebs haben, zum Arzt gehen, um sich die Prostata abtasten zu lassen, dann wird der Arzt den Krebs bei drei, vier, höchstens fünf dieser zehn Männer erkennen. Die anderen gehen ihm durch die Lappen. In der Fachsprache würde man sagen: Die Untersuchung ist nicht sehr *sensitiv*. Anders gesagt: Die Wir-haben-da-was-übersehen-Quote ist echt hoch. Das Ergebnis variiert zudem von Arzt zu Arzt. Daher gibt es in Summe bisher auch keinen Beleg, dass regelmäßiges Prostataabtasten dazu führt, dass Männer seltener an Prostatakrebs sterben. Trotzdem: Bei einigen Männern *wird* der Krebs erkannt. Und die können dann handeln.
- **Punkt fünf:** Die Untersuchung, bei der man statt dem Finger den Ultraschall benutzt, ist *nicht* Teil der Vor-

sorge. Die Sensitivität dieser Untersuchung ist ebenfalls nicht berauschend. Kleine Stellen sieht man oft nicht. Und die Unterscheidung gut- versus bösartig ist schwer. Darüber hinaus kann man sie nur beim Urologen machen, nicht beim Hausarzt. Viele gute Gegenargumente also.

- **Punkt sechs:** Auch PSA ist *nicht* Teil der Früherkennung. Man kann sich diesen Teil aber dazukaufen. Das Ergebnis flattert – wie die meisten Blutergebnisse – ein bis zwei Tage nach der Blutabnahme ein. Dann erst kann es der Arzt mit Ihnen besprechen. Der Test selbst kostet etwa 25 Euro. Das Besprechen noch mal 10 bis 20 Euro.
- **Punkt sieben:** Dass der PSA-Test *nicht* Teil der Früherkennung ist, hat einen guten Grund: Er löst sehr oft falschen Alarm aus. Große, gute Studien haben gezeigt: Bei etwa zwei von drei Männern, bei denen das PSA erhöht ist, liegt überhaupt kein Krebs vor. Aber das weiß man in dem Moment natürlich nicht! Das heißt, man wird auch bei den zwei Männern, die gar keinen Krebs haben, erst mal weiter untersuchen. Das macht man nicht den Ärzten zuliebe, nein, die *Patienten* wollen das in aller Regel: Eine Eins-zu-zwei-Chance, dass es Krebs ist – würden *Sie* es darauf ankommen lassen? Nein? Die meisten Männer auch nicht! Also macht man oft die zehn bis zwölf Stanzbiopsien – ohne dass da Krebs ist. Und ohne dass da Beschwerden gewesen wären. Natürlich ist eine Früherkennung *nie* perfekt. Das ist überhaupt nicht ihr Ziel. Aber beim PSA-Test ist das Verhält-

nis von Fehlalarm zu Richtigalarm besonders schlecht. Das ist das eine Gegenargument. Das zweite kennen Sie schon: Prostatakrebs ist manchmal recht ungefährlich. Das heißt, auch wenn der Alarm *kein* Fehlalarm ist, heißt das nicht, dass er etwas Schlimmes verhindert. Im Gegenteil: Häufig führt er zu Überdiagnostik und Übertherapie.

So, Boss, das war Ihr Briefing zur Vorsorge. Vielleicht wissen Sie schon, was *Sie* tun werden: Vorsorge ja/nein, PSA-Test ja/nein. Falls Sie es nicht wissen, öffne ich Ihnen noch die Tür nach oben, zur Dachterrasse: Der Blick lohnt sich! [Tür auf. Treppe hoch. Wind. Panoramablick. Gedanken außer Puste.]

Dachterrasse: Was sollen Sie tun? Ich pflege ja ein sehr persönliches Verhältnis zur Prostata. Nicht zu meiner, sondern zum Organ an sich. Ich habe mal ein halbes Jahr damit verbracht, frisch herausoperierte Exemplare im OP abzuholen und dann quer durch die Stadt zu karren. Eine Prostata nach der anderen. Die Stadt war Boston, der OP gehörte zum Massachusetts General Hospital, und das Ziel war der sogenannte Navy Yard. Früher haben die Amis da Kriegsschiffe gebaut. Heute gibt es ein Museum. Aber nicht nur: Ein paar alte Hallen haben Harvard und MIT zu Forschungskomplexen und Bildungsbunkern umfunktioniert. Es gibt sogar einen Campus-Bus dorthin. Den hab ich immer genommen. Da es aber irgendwie komisch rübergekommen wäre (und biochemisch instabil), ein blutiges Organ im Plastikbeutel mit sich herumzutragen, haben wir jede Prostata auf Eis gelegt. Wie frischen Hummer. Auf dampfendes Trockeneis. In einer Styroporbox. Man hatte die Box die ganze, lange, rumpelige Fahrt über auf dem Schoß, die Hände schützend darübergehalten: Halte durch, kleine Prostata! Es dauert nicht mehr lang. Haltet durch, ihr Zerfallsprozesse! Gleich sind wir da. Klar wächst man da zusammen.

Doch trotz meiner speziellen Prostatavorgeschichte bin ich bei der Prostatavor*sorge* zwiegespalten. Ich bin mir einfach nicht sicher, ob sie das Leben meiner Patienten tatsächlich verbessert. Ich würde Ihnen empfehlen: Machen Sie die Vorsorge, ja, aber erst mal ohne PSA. Wenn der Arzt beim Abtasten Ihren Prostatakrebs verpasst, haben Sie nichts verloren: Sie wissen dann genauso wenig um Ihren Krebs wie ohne Vorsorge. Wenn er aber doch was findet, ist weitere Diagnostik sinnvoll. Die Fehlalarmrate bei der digital-rektalen Untersuchung ist akzeptabel. Und falls *dann* Ihr PSA erhöht ist, haben Sie schon zwei auffällige Befunde. Das wiederum erhöht die Wahrscheinlichkeit, dass echt was ist. Und es verringert die Möglichkeit, dass Sie alle Diagnostik *ganz* umsonst machen. Und falls man tatsächlich Prostatakrebs finden sollte, dann ist es vielleicht nur der lokale, der mit der sehr, sehr guten Prognose. Also bewahren Sie Ruhe und lesen sich einfach noch mal die guten Statistiken der letzten Seiten durch. Das klappt schon.

Vielleicht ist es mit dem PSA auch einfach eine Typfrage: Den Nummer-sicher-Typen hilft es, sich noch sicherer zu fühlen. Sie machen bestimmt ohnehin sehr viel Früherkennung und tun vielleicht auch sonst einiges für ihre Gesundheit. Gut so. Den Weniger-ist-mehr-Typen dagegen hilft es vermutlich nicht. Die sollten ihre begrenzte Vorsorgelust lieber anders investieren. Gesundheitlich anders investieren, meine ich. Was für ein Typ *Sie* sind, wissen Sie selbst am besten. Wenn nicht, wird es Ihnen Ihre Frau sagen, oder Ihr Lover, oder Ihr bester Kumpel. Legen Sie denen folgende Fakten auf den Tisch: Links die Tatsache, dass von 1000 Männern dadurch etwa drei vor Metastasen und Tod gerettet werden. Rechts die Tatsache, dass bis zu 60 Männer überdiagnostiziert und übertherapiert werden. Ein perfekter Ort für so ein Gespräch wäre zum Beispiel diese Dachterrasse. Zufällig gibt es hier eine Bar. Zufällig auch Liegestühle. Zufällig den fantastischen Weitblick. [Fade-in Musik. Kamera schwenkt langsam auf den Horizont. Abspann.]

UND WAS JETZT?

Schlusswort

So, Gentlemen: Jetzt sind *Sie* dran. Lesen ist Silber, Machen ist Gold. Ich habe dieses Buch jedenfalls nicht für Ihre Gut-dass-wir-drüber-geredet-haben-Vitrine geschrieben, sondern für Ihren Karten-auf-den-Tisch-Tisch. Und von dort stehen Sie jetzt einfach auf und legen los. Machen ist die beste Medizin.

Und falls Sie schon wieder vergessen haben, *was* um Himmels willen Sie alles machen sollen: Kein Problem – ich fasse es Ihnen gerne noch mal zusammen:

- **Ab sofort**, egal wie alt Sie sind, können Sie den Check-up machen. Er ist die entscheidende Früherkennung, was Herz/Kreislauf und Stoffwechsel angeht. Er ist das, was Lothar Matthäus mal fürs deutsche Mittelfeld war. Gedacht ist der Check-up einmal vor dem Fünfunddreißigsten, danach alle drei Jahre. Er deckt Bluthochdruck (Kapitel 1), Diabetes (Kapitel 3) und Cholesterin

(Kapitel 7) ab. Und wenn er gut gemacht ist, noch einiges mehr. Den Check-up macht man beim Hausarzt – und nur beim Hausarzt.

- **Ab dem 35. Geburtstag** können Sie außerdem zum Hautkrebs-Screening gehen (Kapitel 6). Das ist der heitere Leberfleckenporno. Das macht man beim Allgemeinmediziner oder beim Dermatologen. Und man macht es alle zwei Jahre.
- **Ab dem 45. Geburtstag** kommt jährlich die spezielle Krebsvorsorge für Männer dazu. Dafür kann man zum Hausarzt oder zum Urologen. Ironischerweise ist dieser spezielle Männer-TÜV die am *wenigsten* effektive Früherkennung von allen. In puncto Hodenkrebs (Kapitel 4) kommt sie epidemiologisch zu spät – und man kann die Hoden sowieso einfach regelmäßig selbst abtasten. In puncto digital-rektal ist sie nicht sonderlich verlässlich. Und was die Problematik Prostatakrebs und PSA (Kapitel 8) betrifft, klingeln Ihnen bestimmt ohnehin noch die Ohren vom letzten Kapitel. Trotzdem: Es ist ein prima Anfang, mit dem Arzt (und sich selbst) zu Männerthemen ins Gespräch zu kommen.
- **Ab dem 55. Geburtstag** gibt es dann die Darmspiegelung. Sie ist der Königsweg der Darmkrebsvorsorge (Kapitel 2). Die wichtigste Alternative ist ein Test auf Blut im Stuhl. Der geht – kleine Erinnerung – auch schon fünf Jahre vorher.
- **Ab dem 65. Geburtstag** bietet sich die einmalige Gelegenheit auf einen Ultraschall der Bauchschlagader (Kapitel 5). »Einmalig« im Sinne von: Man macht es ge-

nau einmal. Ziel: Aneurysmen aufdecken. Zielgruppe: Gentlemen only. Leider.

Sie sehen: Ihre Krankenkasse schenkt Ihnen alle zehn Jahre eine neue Vorsorge. Und zwar immer zur Mitte der Lebensdekade. Einfach, damit es nicht mit den runden Geburtstagen zusammenfällt: Da ist schon genug Party. Also herzlichen Glückwunsch.
Vielleicht liege ich aber auch komplett falsch. Vielleicht fällt Ihnen überhaupt nicht ein, irgendeine dumme Früherkennung zu machen. Vielleicht ist Ihnen Vorsorgen immer noch schnuppe. Vielleicht haben Sie das Buch nur aus disziplinarischen Gründen zu Ende gelesen. Oder weil Sie's versprochen haben. Ihrer Frau, Ihrem Lover, Ihren besorgten Kindern. Whatever. Selbst dann, lieber Skeptiker, stehen Sie aber nicht mit leeren Händen da. Das müssen Sie zugeben. Denn es gab auch so genug Botschaften zum Mit-nach-Hause-Nehmen. Hier sind meine Top 8, speziell für Sie:
Botschaft 1: Weniger Angst vor »unspezifisch«. Das Leben ist voller Symptome: Rücken, Nacken, Bauch, Kopf, Penis – alles kann wehtun. Oder zwicken. Oder blähen. Oder schlappen. Oder, oder, oder. Die meisten Symptome sind Allerweltssymptome. Und sie haben meistens Allerweltsursachen. Und oft Allerweltslösungen. Nervig, aber banal. Wer Kopfschmerzen kriegt, wenn er acht Stunden apathisch auf einen Bildschirm starrt, hat keinen Gehirntumor. Er hat einfach acht Stunden apathisch auf einen Bildschirm gestarrt. Wer nach der zweiten Packung Chips Sodbrennen bekommt, braucht keine Magenspiegelung. Er braucht weniger Chips. Wer trotz

E-Bike die Kilos nicht runterbekommt, hat keine Stoffwechselstörung. Er braucht einfach mehr Bike und weniger E. Und wenn das Fahrrad nur in der Garage steht, verstoffwechselt es sich höchstens selbst. Und ein allerletztes Beispiel: Wer beim Einkaufen dauernd Sachen vergisst, hat kein Alzheimer. Er hat einfach drei Kinder am Hals. Und zwei Jobs. Und einen Kredit. Jedenfalls andere Sorgen als den laktosefreien Birnenjoghurt, der ihm in letzter Sekunde zugerufen wurde. Eine gute Faustregel ist: Wenn ein Symptom neu ist *und* bleibt *und* keine offensichtliche andere Erklärung hat, dann besprich es mit deiner Ärztin, deinem Arzt. Wenn nicht, dann erst mal selbst denken, selbst machen. Und vor allem: selbst *ändern*.

Botschaft 2: Mehr Respekt vor »asymptomatisch«. Männer sind unverwundbar. So viel ist klar. Sie sind Maschinen: Wenn's läuft, dann läuft's. Aber selbst Maschinen werden immer mal wieder gewartet. Männer offensichtlich nicht. Männer gehen mit sich selbst schlechter um als mit den Geräten, die sie lieben. Und naiver. Daher: Auch wenn Sie aus meinem Buch nicht viel mitgenommen haben, dann doch bitte eines: Dass Sie sich intakt fühlen, lieber Leser, ist kein Beweis, dass Sie intakt *sind*. Bluthochdruck, Diabetes, Darmkrebs, bla, bla, bla: Das sind alles stille Killer. Erst still, dann kill. Asymptomatisch heißt: Das Problem steht schon im Wohnzimmer, aber es hat noch nicht geklingelt. True Story.

Botschaft 3: Risiko fällt nicht vom Himmel. Nicht immer ist das, was im Wohnzimmer steht, schon eine Krankheit. Manchmal ist es einfach ein Risikofaktor. Das heißt: Sie sind nicht krank (und man sollte Sie auch nicht so nennen), Ihre persönlichen Chancen krank zu *werden*, die stehen aber gut.

Zumindest besser als die des Durchschnittsgesunden. Und wenn Sie viele, viele Risikofaktoren haben, dann stehen Ihre Chancen eben auch viel, viel besser als normalerweise. Trotzdem kein Grund zum Blues, Gentlemen. Die beste Art und Weise, mit einem Risikofaktor umzugehen, ist sowieso, ihn einfach umzutaufen: in *Motivations*faktor. Wenn Sie persönlich also viele, viele Risikofaktoren haben, dann haben Sie jetzt eben auch viel, viel Motivation, was zu ändern. Natürlich gibt es zig Risikofaktoren, an denen Sie gar nichts ändern *können*: Ihre Gene, Ihr Alter, Ihr Mannsein zum Beispiel. Die fallen einfach vom Himmel. Direkt in Ihr Wohnzimmer. Viele können Sie aber doch ändern. Zum Beispiel: Kilos runter, Arsch hoch, Kippe aus, Flasche weg. Die fantastischen vier.

Botschaft 4: Vorsorge ist besser als Nachsorge. Es gibt zwei Arten der Vorsorge: Primärprävention und Sekundärprävention. Primär heißt: Wir verhindern Schlimmes. Von vornherein. Sekundär heißt: Wir verhindern Schlimm*eres*. Zum Beispiel, dass kleines Schlimmes großes Schlimmes wird. Oder dass Schlimmes nicht entdeckt wird. Letzteres nennt man Früherkennung. Darum ging's in diesem Buch. Aber nicht nur: Ich habe Ihnen hier und da (Verrat!) auch immer mal wieder Primärprävention untergemogelt. Nichts mit Chai, Yoga oder Superfood, nein. Aber: Kilos runter, Arsch hoch, Kippe aus, Flasche weg. So was. Also: Risikofaktoren. Und jetzt erkennen Sie den teuflischen Plan: »Risikofaktor« – dieser Begriff war nichts als ein trojanisches Pferd, um Ihnen primärpräventives Wissen ins Hirn zu schmuggeln. Neutral, arglos, technisch: Der perfekte Trojaner für den Mann. Sorry. Aber immerhin war ich effizient: Das Pferd braucht kaum Platz, mal ehrlich.

Da wird Ihr Gedächtnis nicht gleich aus den Nähten platzen. Und vor allem: Die Liste ist viel kürzer als die der zahllosen Krankheiten, die Sie damit vergessen machen können.

Botschaft 5: Messen – richtig ist wichtig. Die Welt ist voller Messwerte. Auch die Medizin. Da kann eigentlich nichts schiefgehen: Einmal auf die Waage, Herr Müller! Aber das ist ein Irrglaube. Tatsächlich wird dauernd falsch gemessen. Selbst unter medizinischer Aufsicht. Das ist erbärmlich. Und gefährlich. Warum? Weil man von den Messwerten Konsequenzen ableitet: Risikofaktoren, Krankheiten, Medikamente. Und falsche Messwerte führen eben zu falschen Konsequenzen: Gesunde werden zu Kranken, Ungefährdete zu Gefährdeten – und am Ende schlucken alle zu viele Pillen. Ein klassischer Fail ist immer noch das Blutdruckmessen. Messen Sie also richtig. Und fragen Sie nach: Warum jetzt Blutdruckmedikamente? Warum jetzt Cholesterinsenker? Warum jetzt Prädiabetes? Was soll das alles? Ich bin mir sicher: Wenn Sie ehrlich, nett und ergebnisoffen fragen (und nicht wie ein misstrauischer Sprechzimmer-Zombie), dann wird Ihr Arzt genauso antworten: ehrlich, nett und ergebnisoffen. Und am Ende sind alle einen Schritt weiter.

Botschaft 6: Quoten statt Anekdoten. In diesem Buch habe ich Ihnen ständig irgendwelche Zahlen um die Ohren gehauen. Ich habe von Studien berichtet, von guten, von schlechten. Klar hab ich zwischendurch auch mal einen Schwank erzählt: Herr Soundso hat dies und das erlebt. Aber die eigentlichen Stars, das waren die großen Fakten, nicht die kleinen Geschichten. Warum? Man nennt das: evidenzbasierte Medizin. Der Gedanke ist der: Je mehr Menschen man zu einer

Sache beobachtet, desto näher kommt man der Wahrheit. Wenn Onkel Fritz auf Pflaumenschnaps gegen Blähungen schwört: schön und gut. Aber wenn *tausend* Onkels auf Pflaumenschnaps gegen Blähungen schwören, dann könnte da was dran sein. Und dann fragen wir einfach noch tausend Onkels, die *keinen* Schnaps trinken, wie es um deren Blähungen steht. Wenn die Furz-Quote unter den Schnaps-Onkeln wirklich niedriger ist, dann Glückwunsch: Das Zeug hilft. Wenn nicht, dann trotzdem Glückwunsch: Denn wir haben eben bewiesen, dass es *nicht* hilft - und das ist mindestens genauso wichtig. Und diese Methode, Gentlemen, nennt man: evidenzbasierte Medizin. Wenn Sie hingegen nur den *einen* Onkel fragen, dann nennt man das: eine Anekdote.

Botschaft 7: Evidenz statt Eminenz. Das mit der evidenzbasierten Medizin hat den faszinierenden Nebeneffekt, dass es wichtiger ist, *warum* etwas gesagt wird, als *wer* es sagt. Auch der größte Guru kann Quatsch erzählen. Und auch der kleinste Onkel die Wahrheit. Die evidenzbasierte Medizin gibt der *Methode* die Macht. Früher hing die Macht am Titel, am Thron, am Weihrauch, der einen umgibt. Ein Professor-Doktor-Soundso *konnte* gar nicht falschliegen. Und ein Guru erst recht nicht.

Heute ist der Endgegner der Evidenz das Internet. Dort gibt es keine Eminenzen mehr, es gibt nur noch Informationen. Und davon drei Sorten: Fakten, Meinungen - und Bullshit. Vom Bullshit gibt es wiederum drei Sorten: bös gemeinten Bullshit, lieb gemeinten Bullshit und Bullshit ohne besondere Absicht. Im Internet sind alle Sorten an Information gleich. Das ist das Problem. Es übersetzt die Vorzüge und Nachteile

des demokratischen Prinzips in die Informationstechnologie. Darauf einen Pflaumenschnaps!
Leonard Bernstein soll gesagt haben, er trenne nicht zwischen sogenannter ernster Musik und bloßer Unterhaltungsmusik: Für ihn gebe es nur gute und schlechte Musik. Leonard Bernstein, das ist der mit dem West-Side-Story-Musical (»Maria!«). Niemand war sich später noch sicher, ob er das wirklich so gesagt hat oder nicht. *Ich* bin mir aber sicher, dass es sich mit der Medizin genauso verhält: Es gibt keine Schulmedizin und keine Alternativmedizin, es gibt nur gute und schlechte Medizin. Und die gute, das ist die evidenzbasierte. Die schlechte, das ist die Guru-Medizin, die Anekdotenmedizin, die Eminenz-Medizin.
Botschaft 8: Selbst denkt der Mann. Mein Vorschlag für Sie, in Summe, für die Medizin wie auch fürs Leben: Schritt eins, nehmen Sie die Fakten zur Kenntnis; Schritt zwei, basteln Sie sich aus den Fakten Ihre Meinung; Schritt drei, geben Sie Bullshit keine Chance. Erst Fakten, dann Meinung, dann *kein* Bullshit: Das ist die richtige Reihenfolge. Das funktioniert. Sie *sollen* also selbst denken. Was Sie nicht sollen, ist *nicht* denken. Und natürlich *sollen* Sie Ihre eigene Meinung haben. Nur eben nicht Ihre eigenen Fakten. Was die aktuellen Fragen der Medizin angeht, gibt es im Internet einige Refugien, die Ihnen bei Schritt eins, zwei und drei helfen. Ich verrate Ihnen meine liebsten:

- gesundheitsinformation.de
- patienten-information.de
- deximed.de (Hier dann zu den Patienteninformationen durchklicken)

Alle drei sind evidenzbasiert und gut gemacht. Alle drei geben Ihnen erst mal die Fakten. Den Rest finden Sie dann schon selbst raus.
Zum Schluss noch auf ein Wort: Ich habe es Ihnen in diesem Buch nicht immer leicht gemacht. Ich habe Ihnen die Hintergründe erklärt, ich habe Ihnen das Für und Wider ausgebreitet, erst mal die Fakten eben. Vielleicht fanden Sie das blöd. Vielleicht wollten Sie einfach hören: Geh mal zur Vorsorge, Mann! Aber das sagt Ihnen Ihre Freundin, Ihr Partner, Ihr Kumpel – sie alle sagen das ja schon seit Jahren. Und geholfen hat es – gar nichts. Und wenn Sie wirklich nur das hören wollten: Es steht doch auf jedem Flyer Ihrer Krankenkasse. Dafür braucht man keine 200 Seiten. Ich glaube, es ist kein Zufall, dass Sie das ganze Buch vernascht haben. Sie *wollten* es wissen. Sie sind ein mündiger Mensch. Sie sind ein Mann, der wissen will, was Sache ist, bevor er Sache macht.

Nun: Was Sache ist, habe ich Ihnen erklärt.
Jetzt sind Sie dran: machen.

REGISTER